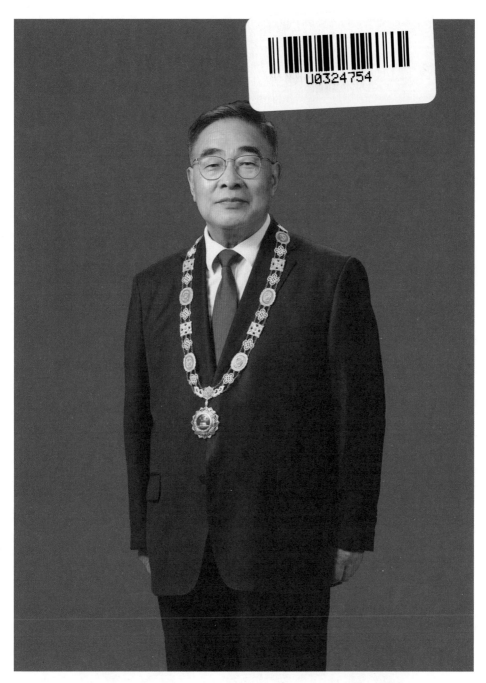

"人民英雄"国家荣誉称号获得者、中国工程院院士、天津中医药大学校长张伯礼教授在繁忙的行政、医疗、教学、科研等工作的同时，非常重视中医药文化传播，近年来他积极推进天津中医药大学"双一流"——文化传承与创新板块建设，倡导并率领天津市中医药文化研究与传播中心团队开展了诸多的中医药主题研究及中医药文化科普传播实践活动，经过几年的努力取得了丰硕的成果，使天津中医药文化传播进入全国先进行列，在全国产生一定的影响。

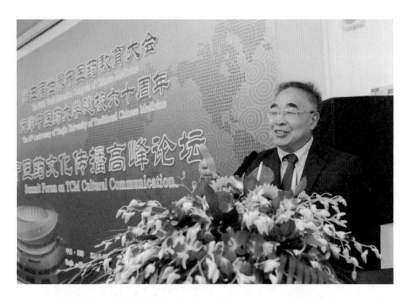

2018 年 9 月,张伯礼院士在全国中医药文化传播高峰论坛致辞。

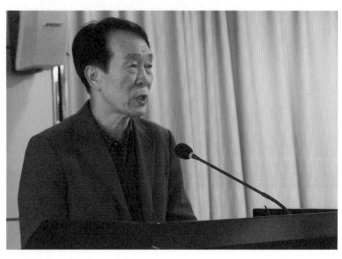

2017 月 12 月,天津中医药大学主办天津市首届中医药文化传播高峰论坛,校党委书记、天津市中医药学会会长李庆和教授致辞。

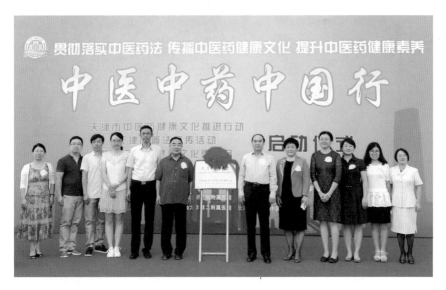

2017年9月,天津中医药大学中医药文化研究与传播中心挂牌,张伯礼院士与天津市卫生和计划生育委员会(现为卫生健康委员会)主任王建国共同揭牌。

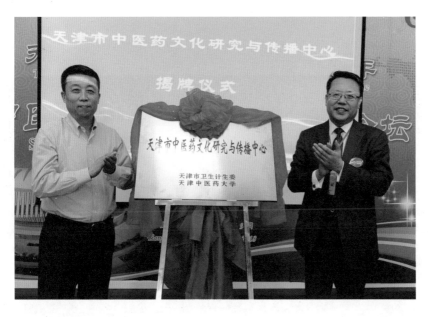

2018年9月,天津市中医药文化研究与传播中心揭牌,天津市卫生和计划生育委员会(现为卫生健康委员会)与天津中医药大学共建,天津中医药大学副书记刘革生与天津市卫生和计划生育委员会副主任王浩共同揭牌。

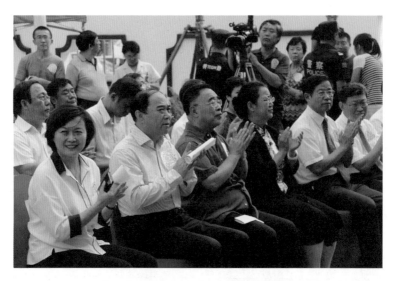

2017 年 9 月，各单位领导出席在天津中医药大学第二附属医院举行的"中医中药中国行"天津站活动启动仪式。

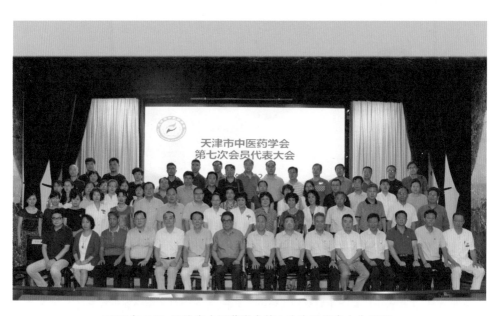

2018 年 8 月，天津市中医药学会第七次会员代表大会召开。

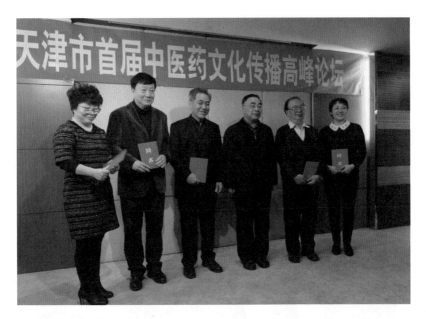

2017 年 12 月,天津中医药大学中医药文化研究与传播中心荣誉主任张伯礼院士向校外咨询专家颁发聘书。

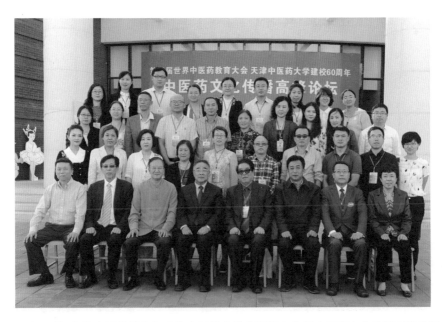

2018 年 9 月,中华中医药学会与天津中医药大学共同举办全国中医药文化传播高峰论坛。

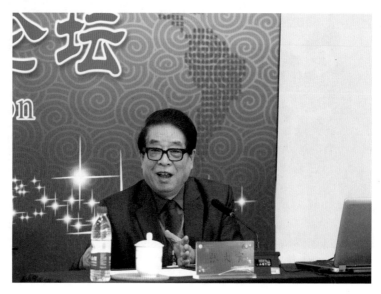

2018 年 9 月,国医大师张大宁教授在天津中医药大学讲述中医的文化属性。

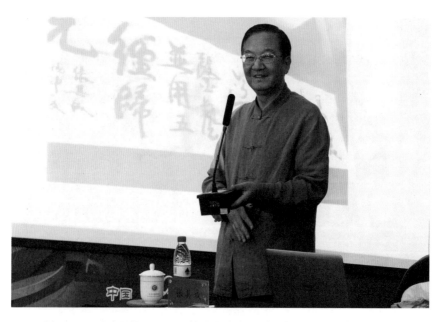

2018 年 9 月,北京中医药大学张其成教授在天津中医药大学讲述中医与传统文化。

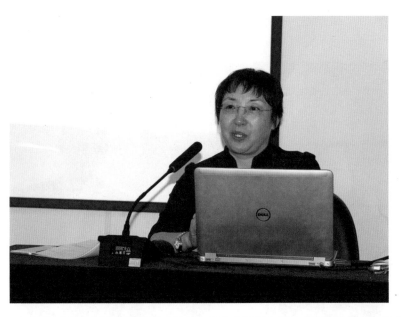

2019 年 5 月,中医传播专家张玲研究馆员在天津中医药大学做中医药文化传播讲座。

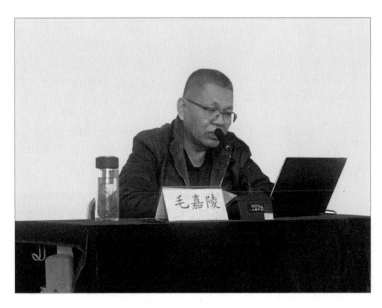

2019 年 11 月,北京中医药大学毛嘉陵教授在天津中医药大学讲述中医与抗疫文化自信。

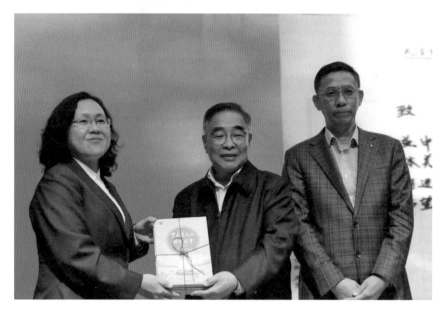

2020 年 10 月,张伯礼院士应邀在天津市第一中学为师生讲座,并赠送中医药文化书籍。

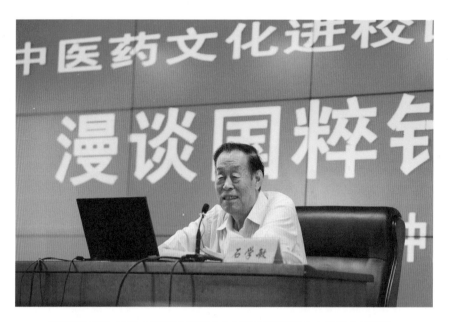

2019 年 6 月,国医大师石学敏院士为天津市和平区中小学师生做报告。

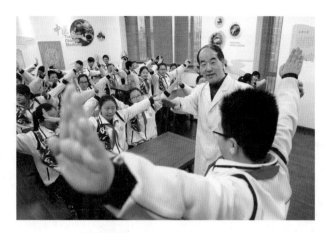

2017 年 3 月，天津中医药大学李立祥副研究员在天津市河西区第四十二中学为学生介绍中医保健技法。

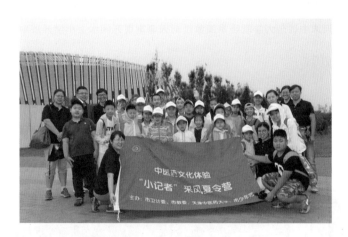

2017 年 8 月，中医药文化体验"小记者"采风夏令营的小营员参观天津中医药大学新校区体育馆。

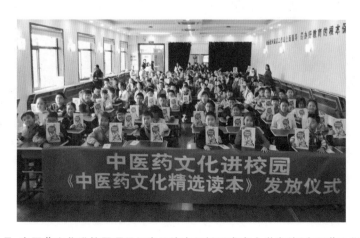

2019 年 11 月，中医药文化进校园项目组在天津市红桥区求真小学发放《中医药文化精选读本》。

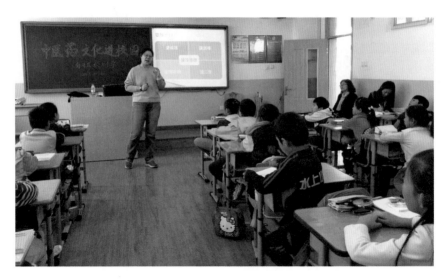

2017 年 10 月，天津中医药大学耿晓娟副教授到天津市南开区水上小学开展中医药文化进校园活动。

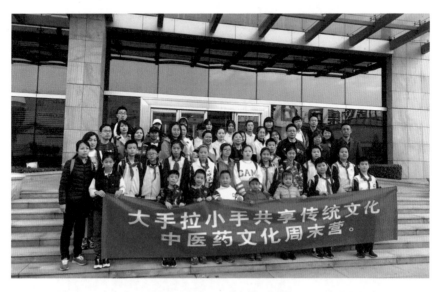

2019 年 4 月,组织天津市中小学生参与"大手拉小手共享传统文化"中医药文化周末营。

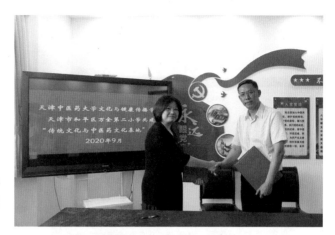

2020 年 9 月，大学与小学牵手
共建"传统文化与中医药文化
基地"。

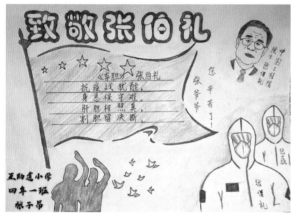

2020 年疫情期间，天津市小学生绘
制致敬抗疫英雄张伯礼院士的作品。

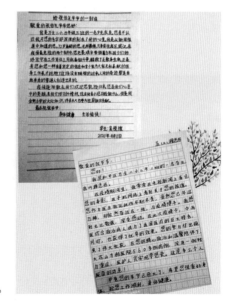

天津市小学生给张伯礼院士的书信。

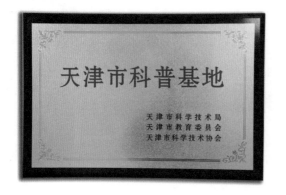

2020年8月，天津中医药大学中医药文化研究与传播中心获批"天津市科普基地"。2021年2月，被天津市卫生健康委员会确定为"天津市中医药文化宣教基地"。

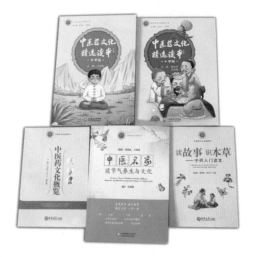

2019年10月，天津中医药大学中医药文化研究与传播中心团队编写、出版全国首套《中医药文化传播丛书》。

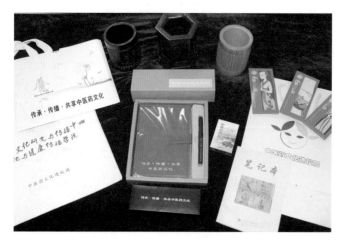

天津中医药大学中医药文化研究与传播中心设计制作的笔记本、笔筒、书签、扑克、养生台历等中医药主题文创品。

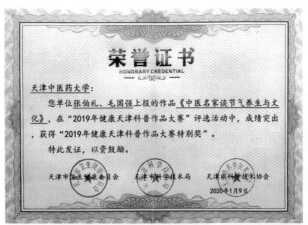

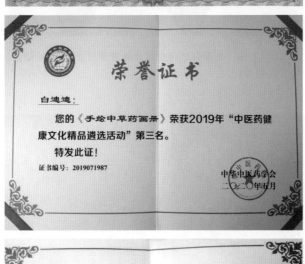

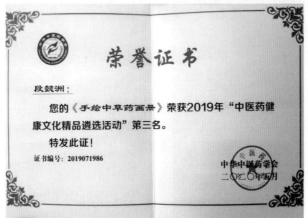

《中医名家谈节气养生与文化》荣获 2019 年健康天津科普作品大赛特别奖。《手绘中草药画册》荣获 2019 年"中医药健康文化精品遴选活动"第三名。

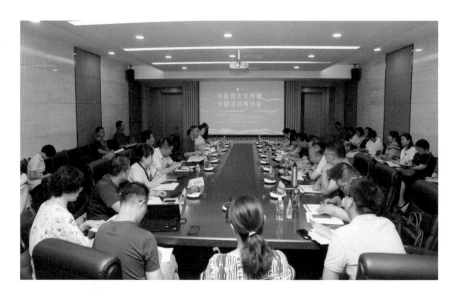

2019 年 7 月,《天津中医药文化传播发展报告》编撰启动会。

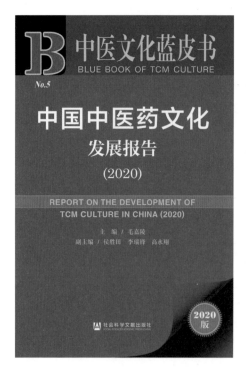

天津中医药文化大众传播经验入选《中国中医药文化发展报告(2020)》。

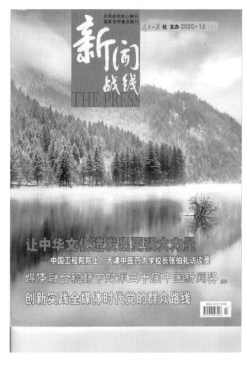

人民日报社《新闻战线》刊发张伯礼院士访谈录。

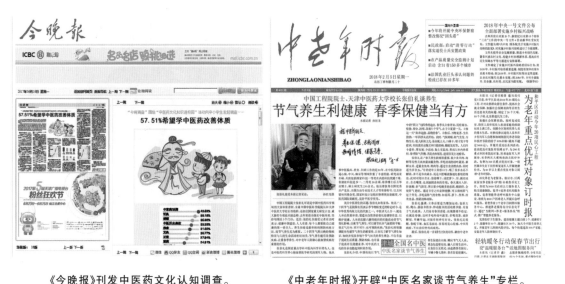

《今晚报》刊发中医药文化认知调查。

《中老年时报》开辟"中医名家谈节气养生"专栏。

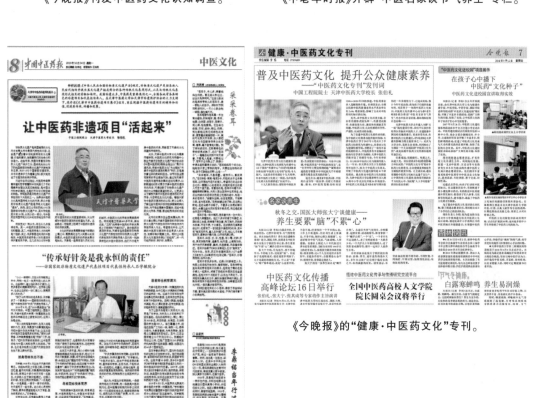

《中国中医药报》中有关天津市中医药非物质文化遗产传承人内容的专栏。

《今晚报》的"健康·中医药文化"专刊。

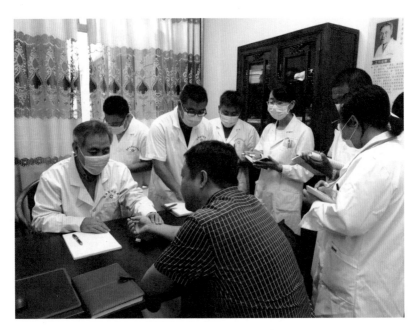

2020 年 8 月，天津市中医药学会副会长兼中医药文化专业委员会主任委员陈宝贵教授在甘肃省泾川县扶贫时开展师带徒。

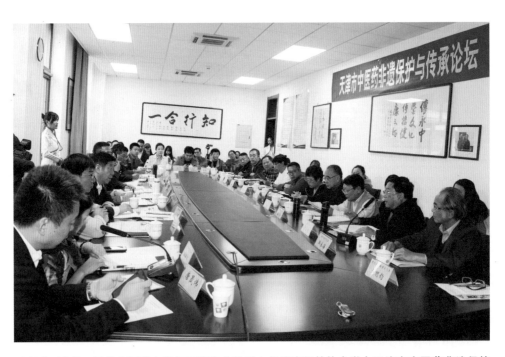

2019 年 10 月，天津中医药大学与天津市非物质文化遗产保护协会举办天津市中医药非遗保护与传承论坛。

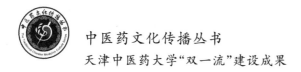

中医药文化传播丛书

天津中医药大学"双一流"建设成果

天津中医药文化传播发展报告（2016—2020）

丛书主编　张伯礼　王建国

主　　编　毛国强

天津出版传媒集团

天津科技翻译出版有限公司

天津社会科学院出版社

图书在版编目（CIP）数据

天津中医药文化传播发展报告：2016—2020/毛国
强主编. —天津：天津科技翻译出版有限公司：天津
社会科学院出版社，2021.6

（中医药文化传播丛书/张伯礼，王建国主编）

ISBN 978 - 7 - 5433 - 4112 - 8

Ⅰ.①天… Ⅱ.①毛… Ⅲ.①中国医药学 - 文化传播
- 研究报告 - 天津 - 2016 - 2020 Ⅳ.①R2 - 05

中国版本图书馆 CIP 数据核字（2021）第 047176 号

出 版：	天津科技翻译出版有限公司	天津社会科学院出版社
地 址：	天津市南开区白堤路 244 号	天津市南开区迎水道 7 号
邮政编码：	300192	300191
电 话：	(022)87894896	(022)23360165
传 真：	(022)87895650	(022)23075303
网 址：	www.tsttpc.com	www.tass-tj.org.cn
印 刷：	天津新华印务有限公司	
发 行：	全国新华书店	

版本记录：710mm×1000mm 16 开本 11.5 印张 彩插 1.5 印张 200 千字
2021 年 6 月第 1 版 2021 年 6 月第 1 次印刷
定价：68.00 元

丛书编委会

丛书主编　张伯礼　中国工程院院士
　　　　　　　　　　中国中医科学院名誉院长
　　　　　　　　　　天津中医药大学校长、教授
　　　　　　　　　　天津市中医药文化研究与传播中心荣誉主任
　　　　　　　王建国　天津市卫生健康委员会主任
　　　　　　　　　　天津市中医药管理局局长

丛书副主编　毛国强　天津中医药大学文化与健康传播学院院长、教授
　　　　　　　　　　天津市中医药文化研究与传播中心主任

顾问专家（排名不分先后）
　　　　　　中国工程院（科学院）院士、国医大师、全国名中医
　　　　　　吴咸中　石学敏　张伯礼　刘昌孝　陈可冀　王　琦　郎景和
　　　　　　张大宁　路志正　刘敏如　孙光荣　李佃贵　陈宝贵

咨询专家（排名不分先后）
　　　　　　王国辰　中华中医药学会副会长兼秘书长
　　　　　　陈　洪　南开大学原常务副校长、教授
　　　　　　吴少祯　中国健康传媒集团董事长
　　　　　　何清湖　湖南医药学院院长、教授
　　　　　　李希光　清华大学国际传播研究中心主任、教授
　　　　　　张其成　北京中医药大学国学院首任院长、教授
　　　　　　毛嘉陵　北京中医药大学中医药文化研究与传播中心主任、研
　　　　　　　　　　究员
　　　　　　王淑军　《中国中医药报》社有限公司总编辑
　　　　　　王一方　北京大学医学人文研究院教授
　　　　　　张　玲　天津博物馆党委副书记、研究馆员，天津中医药大学
　　　　　　　　　　荣誉教授
　　　　　　王小波　新华社高级记者、《经济参考报》编委
　　　　　　王君平　《人民日报》健康版副主编

本书编审专家委员会

编审专家委员会主任　张伯礼　王建国

编审专家委员会副主任（按姓氏笔画排序）

　　于春泉　天津市卫生健康委员会中医处处长
　　王西墨　天津市中西医结合医院（南开医院）院长
　　毛国强　天津中医药大学文化与健康传播学院院长
　　毛静远　天津中医药大学第一附属医院院长
　　刘二伟　天津中医药大学科研处处长
　　刘光宗　天津市卫生健康委员会中医处副处长
　　吴宝新　天津市中医药研究院附属医院党委书记
　　苗富来　天津市中医药学会副会长兼秘书长
　　倪振国　天津中新药业集团副总经理
　　雒明池　天津中医药大学第二附属医院院长

编审专家委员会委员（排名不分先后）

　　于国华　和平区卫生健康委员会副主任
　　王　彤　南开区卫生健康委员会副主任
　　贺桂泉　河西区卫生健康委员会副主任
　　张　宏　河东区卫生健康委员会副主任
　　刘　晶　红桥区卫生健康委员会副主任
　　孙志云　河北区卫生健康委员会副调研员
　　郗　瑞　滨海新区卫生健康委员会副主任
　　石柱峰　北辰区卫生健康委员会副主任
　　邓　锋　西青区卫生健康委员会副主任
　　祁建国　津南区卫生健康委员会副主任
　　王恩俊　东丽区卫生健康委员会副主任
　　李可华　静海区卫生健康委员会副主任
　　王善民　武清区卫生健康委员会副主任
　　李文权　宁河区卫生健康委员会副主任
　　孙奇亮　蓟州区卫生健康委员会党委委员、二级调研员
　　胡湘云　宝坻区卫生健康委员会中医科负责人

本书编委会

主　编　毛国强

副主编　孔令彬　白迪迪　段　煜

编　委（按姓氏笔画排序）

参与编写单位(排名不分先后)

天津中医药大学文化与健康传播学院、中医学院、中药学院、针灸推拿学院

天津市中医药文化研究与传播中心

天津市中医药学会中医药文化专业委员会

天津中医药大学第一附属医院　　天津中医药大学第二附属医院

天津市中医药研究院附属医院　　天津市中西医结合医院(南开医院)

天津中新药业集团

和平区卫生健康委员会　　　　　南开区卫生健康委员会

河西区卫生健康委员会　　　　　河东区卫生健康委员会

河北区卫生健康委员会　　　　　红桥区卫生健康委员会

滨海新区卫生健康委员会　　　　西青区卫生健康委员会

津南区卫生健康委员会　　　　　北辰区卫生健康委员会

东丽区卫生健康委员会　　　　　宝坻区卫生健康委员会

蓟州区卫生健康委员会　　　　　武清区卫生健康委员会

静海区卫生健康委员会　　　　　宁河区卫生健康委员会

论文入选者(按姓氏笔画排序)

马　杰　毛国强　孔令彬　石　陨　邢永革　朱媛媛

刘延祥　李兰兰　周　波　孟向文　胡巧婧　段　煜

段懿洲　侯荣惠　屠金莉　谭秀敏

丛书前言

2020年初,新冠肺炎疫情在国内蔓延。在党中央的正确领导下,全国人民万众一心,投入到这场疫情防控阻击战中。仅仅不到两个月的时间,全国范围内的疫情已基本得到控制。作为中央指导组专家,我在一线经历了战"疫"的全过程。回顾这几个月的新冠肺炎治疗过程,中医药全程参与,在战"疫"中发挥了重要作用。来自全国29个省(市、自治区)的院士、专家和4900余名中医药人员驰援湖北,组建5批国家中医医疗队,以中医药治疗为主,承包了武汉江夏方舱医院。全国使用中医药治疗占比达90%以上,尤其是在全面严格隔离中推行"中药漫灌"、普遍服用中药、中医药进方舱、重症患者中西医结合救治、恢复期中西医结合康复治疗等。我们同时向数十个国家和地区援助中医药方、中成药等,与世界共享中医药抗疫经验,为全球抗疫贡献力量。

中医药在3000年来防治疫病的实践中积累了丰富的成功经验,形成了完备的理论体系,是祖先留给我们的宝贵财富。此次中医药在抗击新冠肺炎疫情中打了一场漂亮仗。在没有特效药、没有疫苗的情况下,我们使用有效的中医药方案,显著降低了由轻症转为重症的概率,提升了治愈率,降低了死亡率,成为"中国方案"的亮点。2020年6月2日,在北京人民大会堂,习近平总书记主持召开专家学者座谈会并发表重要讲话。我代表中医药界向习总书记汇报了中医药在疫病防治中的工作和贡献。习总书记指出,中西医结合、中西药并用,是这次疫情防控的一大特点,也是中医药传承精华、守正创新的生动实践。中医药在抗击新冠肺炎中发挥了重要作用,全国人民都看到了。听到习总书记的肯定,我十分激动,全国中医药人都感到无上光荣和自豪。

中医药学源远流长,它凝聚了中华民族宇宙观、生命观、人生观的精华,同时也吸收了其他学科的知识成果。几千年来,中医药文化硕果累累,名医辈出,一直守护着中华儿女的身心健康。中医药的价值不仅体现在精深的医学知识上,还体现在丰厚的文化内涵上。中医药文化具有强大的生命力和持续的创造力,是理解和传承中华优秀传统文化的重要抓手。

《中华人民共和国中医药法》的颁布、国务院新闻办发表《中国的中医药》白皮书,标志着中医药发展上升为国家战略,中医药事业进入新的历史发展时期。2019年10月,全国中医药大会在北京召开,习近平总书记对中医药工作做出重要指示。他指出,中医药学包含着中华民族几千年的健康养生理念及实践经验,是中华文明的一个瑰宝,凝聚着中国人民和中华民族的博大智慧。习总书记强调,要遵循中医药发展规律,传承精华,守正创新,为建设健康中国、实现中华民族伟大复兴的中国梦贡献力量。

中医药是中华优秀传统文化的重要组成部分,需要我们好好传承与保护。在中共中央、国务院发布的《关于促进中医药传承创新发展的意见》中,特别提出要"实施中医药文化传播行动,把中医药文化贯穿国民教育始终,中小学进一步丰富中医药文化教育,使中医药成为群众促进健康的文化自觉"。因此,我们要通过多种形式向广大民众传授基本的中医药文化知识,使他们了解中医药在日常生活、传统习俗、文学艺术等方面的文化内涵,尤其要在广大青少年心中播撒下热爱中医药文化的种子。2020年6月1日,我特别给天津市中医药文化进校园试点校学生们回信,勉励他们利用素质拓展课多学习中医药文化知识。

可喜的是,2017年至今,在天津市卫生健康委员会、天津市中医药管理局、天津市教育委员会高度重视和大力支持下,天津中医药大学获得包括"中医药文化进校园"在内的10余个中医药文化传承课题立项资助。与此同时,由天津市卫生健康委员会与天津中医药大学共建,天津中医药大学文化与健康传播学院院长毛国强教授领衔的天津市中医药文化研究与传播中心,积极开展中医药文化研究工作,组织了形式多样的中医药文化主题大众传播活动,《中医药文化传播丛书》即是其中的重要成果。2019年,《中医药文化传播丛书》正式出版,包括5册:《中医药文化精选读本(小学版)》《中医药文化精选读本(中学版)》《中医名家谈节气养生与文化》《中医药文化概览(英文版)》《读故事 识本草——中药入门读本(中英双语版)》。这5册书的读者范围涵盖青少年、中老年,以及外国留学生和来华工作、旅行者,可以成为国人乃至世界了解和学习中医药文化的好帮手。2020年,天津市中医药文化研究与传播中心团队再接再厉,在不到一年的时间里推出《中医药文化传播丛书》第二辑,包括3册:《中医名家谈节气防病与文化》《天津中医药文化传播发展报告(2016—2020)》《全国中医药文化进校园研究与实践》。

《中医名家谈节气防病与文化》系2019年出版的《中医名家谈节气养生与文化》的姊妹篇。两部书珠联璧合,相辅相成,以中医的理念、方法帮助读者强身健体、预防疾病。此书仍然是我校团队邀请中医名家在天津《中老年时报》颐寿专栏刊稿的基础上扩展而成的,倾注了6名院士、9名国医大师、10余位全国及省级名中医等众多中医名家的心血。他们将医学知识用通俗易懂的语言、生动形象的表述,为读者悉心讲授节气防病的要诀。值得一提的是,编者们在这本书中增加了节气民俗、节气诗歌的篇幅,且非常荣幸地邀请到海内外享有盛名的古诗词大家叶嘉莹先生为此书作序,并收入了她写的四首关于春、夏、秋、冬的诗作,还新增了药名诗词的内容,这些都为新作增色不少。相信读者在了解节气防病知识的同时,能够真切地感受到中医药文化与中华优秀传统文化之间水乳交融、血脉相通的联系。我相信,在后疫情时代,人们会更注重中医养生与防病,相信这本书一定会大受欢迎。

《天津中医药文化传播发展报告(2016—2020)》以事实和数据为依据,深入梳理、总结和分析"十三五"期间天津市中医药文化发展中的重要成果、存在的不足,探索发展思路,提出解决方案,对于将来更好地进行中医药文化的发展与推广具有较高的学术价值和工作指导意义。在此领域,这本书的出版在天津市应该尚属首次,体现了天津市中医药文化研究与传播中心团队的使命与责任担当,值得肯定。

近年来，天津市各级政府、行业学会十分重视中医药非物质文化遗产保护和传承，但由于诸多因素影响，保护、传承与传播的力度还不尽如人意，尚需加强。中编最后一章反映的是天津中医药大学中医药文化研究团队近年来针对我国中医药非遗保护、传承与传播的现状、存在的问题及对策展开的论述，并对近年来该团队所做的工作、取得的初步成果进行了梳理。

《全国中医药文化进校园研究与实践》紧紧围绕面向青少年的中医药文化传承这一主题，是天津中医药大学"中医药文化进校园"项目组连续 3 年项目成果的结晶。此书既有理论探讨，又有实践总结；既立足天津，又放眼全国；既给出具体结论，又提供文献线索，可以说是我校"中医药文化进校园"项目组数年来研究与实践的一次阶段性的汇报，但愿能够抛砖引玉，达到与全国同道交流的目的。

本套《中医药文化传播丛书》的编写和出版，一如既往地得到众多中医药人及社会各界的帮助和支持。参与编写工作的我校老师、12 名中医学博士生，以及天津市中医药学会、各区卫生健康委员会同仁全情投入、认真负责，较好地完成了预定任务。

丛书付梓之际，我们衷心希望能为中医药守正创新、传承精华，为健康中国建设，为提升人民群众健康素养做出有益贡献，同时也希望得到好的意见和建议，以利后进。

中国工程院院士

天津中医药大学校长

张伯礼

2021 年 1 月于天津团泊湖畔

前　言

经过一年半的筹备与辛勤工作,《天津中医药文化传播发展报告 (2016—2020)》终于要和读者见面了。

天津市的中医药事业源远流长、名医辈出,有着深厚的中医药文化底蕴,也在几百年的发展中积累了丰富的中医药文化资源。2016年,天津市卫生和计划生育委员会(.现为卫生健康委员会,简称"卫健委")印发了《天津市加快推进中医药健康服务发展实施方案(2016—2020)》,确定了13条需要推动的工作,其中包含:大力发展中医医疗服务;加快发展中医养生保健服务;培育发展中医药文化和健康产业,促进中医药文化的大众传播;加快中医药各类人才培养,加大宣传力度,营造中医药事业良好发展氛围等。5年来,天津市卫健委、天津市教育委员会、天津中医药大学、天津市文化和旅游局等承担任务单位,按照分工各自推动,通力协作,较好地实现了预定目标。

2017年9月,随着天津中医药大学中医药文化研究与传播中心(简称"传播中心")的成立,天津有了属于自己的中医药文化研究机构。2018年,该传播中心由天津中医药大学与天津市卫健委共建,升级为天津市中医药文化研究与传播中心。在天津市卫健委的大力支持和指导下,中心组建近4年来,以大学研究团队为主,开展了多项中医药文化研究和中医药文化大众传播实践活动,取得了令人瞩目和欣喜的丰硕成果。此次将天津市中医药文化事业的发展加以记录、整理及出版,是传播中心的努力目标,也是天津中医药人的共同心愿。

由天津中医药大学文化与健康传播学院、天津市中医药文化研究与传播中心发起,在天津市卫健委中医处、天津市中医药学会的支持下,2019年7月11日下午,传播中心、天津市卫健委中医处、各区卫健委、中心城区 4 所中医三甲医院、天津中新药业集团股份有限公司(简称"中新药业")的 40 多名代表齐聚天津中医药大学第二附属医院,召开中医药文化传播专项研讨会,标志着《天津中医药文化传播发展报告(2016—2020)》一书的编撰工作正式启动。传播中心主任天津中医药大学毛国强教授介绍了书籍的编写思路和大致内容。会上各单位积极响应,建言献策,开始投入到如火如荼的组稿工作中。各单位经过两轮的整理和修改后,初稿于 2020 年 5 月完成。在此之后,书稿又经历了两次修改和调整,最终于 2020 年 12 月定稿。在书稿的编写过程中,传播中心的研究、编写团队,依托天津中医药大学文化与健康传播学院的专业、学科优势,发动传播学专业师生对全书的章节进行了整体设计,对文字进行了三轮整理与校对,对相关论文进行了认真遴选和整理。这部书稿汇集了 2016—2020 年天津中医药文化发展的总体情况、取得的成果,从学术研究的角度提出了今后发展的具体对策,是第一部客观、翔实展示天津市中医药文化发展与传播情况的学术研究专著,既为天津市中医药文化的发展进行了记录,保留了历史资料,又为今后的天津市中医药文化研究提供了可供借鉴的范例。

书稿上编"天津中医药文化建设概况"以"十三五"期间天津市中医药文化发展的整体情况,以及各区中医机构、大型医疗机构与大型医药企业的中医药文化建设发展为主要内容,采取"总—分"式结构,详细地勾勒出近 5 年天津市中医药文化发展的整体情况;中编"天津中医药传播与发展策略"是以天津中医药大学毛国强教授 2017 年主持的天津市哲学社会科学规划项目(TJXC17-001)"新形势下天津中医药文化传播现状问题及战略研究"结项报告为蓝本,进行了补充与修订,力求从学术研究和学理层面分析天津市中医药事业现有的优势与不足,并为其规划提出对策和建设性意见;下编则由天津市各中医药相关机构的中医药文化工作成果和中医药文化研究的精选论文构成。本书系天津市 2019 年度哲学社会科学规划项目"新时代中医药非物质文化遗产传承路径与传播策略研究"(TJKSWT1929)的研究成果。组稿之初，天津市卫健委中医处、天津市中医药文化研究与传播中心分别向全市医疗单位和大学及附属医院进行广泛征集。最后遴选了5年来天津市中医药文化研究中水平较高、代表性较强的10篇论文，这些论文涉及范围广，既包括对中医药文化发展总体路径的建构与设想，对于时事热点问题——2020年新冠肺炎疫情下中医药文化传播现状与特点舆情监测、数据收集的调查分析，也包括中医药医院文化建设、国际传播、跨文化传播等多个角度的内容，力求通过论文的选编，从个案研究的层面对全国和天津市中医药文化发展的微观情况进行具体呈现。

2020年对于中国和中医药界来说都是不平凡的一年，在这一年，全国人民共同经历了史无前例的新冠肺炎疫情。在党中央的正确领导、医护人员的无私付出和全国人民的同舟共济下，中国对新冠肺炎的防控卓有成效。在疫情防控工作中，中医药以超过90%的参与率和有效率做出了重要贡献，贡献了"中国方案"。正如习近平总书记在《构建起强大的公共卫生体系，为维护人民健康提供有力保障》一文中所说的，此次疫情期间中医与西医的精诚合作，是"中医药传承精华、守正创新的生动实践"。在这样的背景下，我们更应当加强对中医药文化的整理与挖掘，将中医药的美丽风景更全、更好地呈现在中国人民及世界人民的面前。

本书的出版是各单位齐心协力、精诚合作的结果。在此，要感谢天津市政协副主席、天津市卫健委党委书记、主任王建国等领导的大力支持和中医处的帮助，感谢天津市中医药学会中医药文化专业委员会、各区卫健委、各中医三甲医院、天津中新药业集团股份有限公司等单位的积极参与和支持，各单位都认真撰写并对涉及的内容多次进行审核与校对。

最后，要特别感谢中国工程院院士、天津中医药大学校长、"人民英雄"国家荣誉称号获得者张伯礼教授，张院士在本书的编写过程中给予了大力的支持与具体指导，对书稿进行了审阅，提出了中肯的修改建议，并在百忙之中欣然为《中医药文化传播丛书》第二辑撰写丛书前言。2021年初河北疫情发生后，继武汉战"疫"后，他又重披战袍，投入到中医药抗疫之中，令人肃然起敬。

囿于编者的能力,本书难免还存在一些错漏和不足之处,敬请广大读者和专家批评指正,大家的批评及建议是我们不断前进的动力。

天津市中医药文化研究与传播中心

天津中医药大学文化与健康传播学院

《天津中医药文化传播发展报告(2016—2020)》编委会

2021 年 3 月于天津团泊湖畔

目　录

附 录

上　编

天津中医药文化建设概况

第一章 天津中医药文化建设与传播总体概况
（2016—2020）

第一节 中医药文化传播的"天津答卷"

近几年来，习近平总书记多次强调中医药的重要性，为中医药的发展指明了方向。文化在中医药发展过程中具有先导作用，中医药文化的传承、传播和发展需要搭建广阔的平台，建立长效机制。天津市委、市政府高度重视中医药工作，天津市卫生健康委员会（简称"卫健委"）、天津中医药大学等通力协作，立足中医药文化传播，以提升公众中医药文化素养为目标，以形式多样、内容丰富的活动为依托，建立起线上线下立体传播平台和长效传播机制，取得实效，交上了一份中医药文化传播的"天津答卷"。

一、提高站位，统一思想，建设文化传播新主体

中医药文化以其独特魅力影响着人类医学发展方向，也是提升文化软实力的重要载体。近些年来，天津市中医药相关部门不断提高政治站位，增强传播中医药文化的思想自觉和行动自觉，把传播中医药文化作为增强文化自信的有力抓手。为推动中医药文化传播向广度和深度不断拓展，2016 年 9 月 24 日，天津市"中医药健康文化惠民月"公益科普首场活动在天津中医药大学第一附属医院南、北院同时举行。本次活动由天津市卫生和计划生育委员会（现为卫生健康委员会）主办、天津市中医药学会和天津市中西医结合学会共同承办。活动宗旨是致力于维护人民群众身心健康，促进中医药健康服务发展，提高我市居民中医药文化素养。在首场活动中，天津中医药大学第一附属医院共有 20 余个科室和近百名医、护、药专家参与，该院的 20 多名天津市名中医，以及荣获过天津市好医生、好护士荣誉的专家全程参与了此次活动。活动中，该院共展出 90 余个中医药文化、科普展示牌，发放宣教科普资料 2000 余份，有近万名市民参与了咨询互动。2017 年 9 月 24 日，在"天津市中医中药中国行——中医药健康文化推进行动暨第二届中医药健康文化惠民月""中医药普法宣传活动"启动仪式上，天津中医药大学中医药文化研究与

传播中心(简称"传播中心")正式成立,成为打造天津市中医药文化建设和科普宣传的新阵地。

天津市卫健委党委书记、主任王建国,中国工程院院士、天津中医药大学校长张伯礼共同为传播中心揭牌。该传播中心是天津市第一家中医药文化研究机构,以传承、弘扬中华优秀传统文化和中医药文化为己任,研究、探索中医药文化与大众健康科普活动高效结合的传播机制,搭建起中医药文化研究、学术交流、信息传播的平台。传播中心设立于天津中医药大学文化与健康传播学院,依托学院传播学专业优势,集合天津中医药大学中医中药等学科优势、中医药人力资源,联合开展工作。传播中心聘请了张伯礼、石学敏、吴咸中、张大宁等中国工程院院士、国医大师、全国名中医等中医药界大家为荣誉顾问;聘请了陈宝贵、郭义、邱峰、张其成、张玲等国内中医学、传播学界专家学者作为咨询团队专家,为中医药文化传播提供咨询和帮助。

传播中心自成立以来,在天津市卫健委的指导和支持下,策划组织、开展了"中医药文化进校园""中医药非物质文化遗产传承人访谈"等10多项中医药文化传播活动,还承担了国家社会科学基金、教育部及天津市人文社会科学研究项目、天津市卫健委中西医结合项目等近20个中医药文化主题研究课题,研究与实践初显成效。为推动传播中心取得更好更大的成果,2018年9月,天津市卫健委与天津中医药大学开展共建,将原校级中心升级为市级人文社科基地和研究智库平台——天津市中医药文化研究与传播中心。天津市卫健委提供业务指导和政策支持,鼓励在全市开展中医药文化和科普知识的传承、传播活动,探索中医药健康养生文化的创造性转化和创新性发展,满足人民群众不断增长的对健康知识的需求。天津中医药大学依托文化与健康传播学院,利用中医药专业人才集聚的优势,鼓励传播中心开展有特色的活动,为中医药文化在天津市乃至全国的传承发展提供支持。

二、依托活动精心组织,探索文化传播新形式

传承中医国粹、传播优秀文化、共享健康和谐。"中医中药中国行"是我国强力推进中医药事业发展的重要工作之一,天津市高度重视该活动的开展,每年都举办形式多样的活动,把中医药文化传播到基层,把中医药知识带给公众,促进中医药文化在基层的普及。

2017年,天津市按照《天津市中医中药中国行——中医药健康文化推进行动实施方案(2016—2020年)》(津卫中〔2017〕179号),以"传播中医药健康文化、提升民众健康素养"为主题,天津市卫健委组织开展系列中医药健康文化和科普知识普及项目。组织开展中医药科普宣传人才培训,共 163 人参加了培训会。开展"中医药文化进校园"活动,联合天津市教育委员会(简称"市教委")下发活动实施方案,选定了首批 16 家试点学校开展活动。在天津中医药大学第二附属医院新院举行"天津市中医中药中国行——中医药健康文化推进行动启动仪式",开展为期 1 个月的展览、科普宣传、义诊讲座等文化宣传和科普活动。活动期间,全市共计开展义诊咨询 39 场次,参与义诊的专家 424 人,举办中医药科普讲座 30 场、中医药普法讲座 5 场,发放科普宣传材料 1.3 万余份。

2018 年,印发了《天津市第三届中医药健康文化惠民月暨中医药普法宣传活动实施方案》。结合《中华人民共和国中医药法》(简称《中医药法》)实施一周年,从 2018 年 7 月 1 日起,组织开展大型"中医药宣传普法公益活动暨第三届中医药健康文化惠民月"活动。在为期 1 个月的活动中开展了《中医药法》和中医药科普知识讲座、中医三伏贴、中药材辨识讲解、膏方演示和大型专家义诊咨询等形式多样的中医药文化科普宣传活动。活动期间开展义诊咨询 14 场次,参与义诊的专家 200 余人,举办中医科普讲座 31 场、普法讲座 4 场,发放科普宣传材料 1 万余份,受益群众 2 万余人。

2019 年,举办"中医中药中国行暨第四届中医药健康文化惠民月"活动,主要在全市 8 家中医医疗机构交替开展义诊、讲座、体验等中医药科普活动。各家医院根据自身优势,开展形式多样的中医药文化宣传活动,包括"中医阅读周活动""中药制剂参观活动""八段锦表演""送医进社区""专家健康大讲堂""中医药古籍文物展""药食同源""《中医药法》科普宣传"等活动,传播中医药文化知识和优秀传统文化精神,传承中医药健康养生智慧、健康理念,引导人民群众养成具有中国特色的健康生活习惯。活动期间,各医院共开展义诊咨询 20 场次,参与义诊的专家 200 余人,举办科普讲座 25 场,发放科普宣传材料 4 万余份,受益群众 4 万余人。同时加强对卫生行政管理部门工作人员的普法培训,举办《中医药法》普法宣传进机关活动,宣传《中医药法》精神实质、基本内容和创新制度,以及《中医药法》配套制度和中医药地方性法规,发挥普法宣传主阵地作用。

三、立足基层精准定位,丰富文化传播新内容

传播中医药文化的最终目的是提高公众的中医药文化素养。天津市在文化传播过程中,高度重视中医药文化内涵的建设与传播,赋予各种传播形式以新的内容

或内涵,让不同群体在传播中接收到"量身定制"的中医药"文化大餐"。

自 2017 年开始,开展"中医药文化进校园"活动,联合市教委下发活动实施方案,选定了首批 16 家试点学校开展活动。2018 年,继续开展"中医药文化进校园"宣讲活动,在 18 所试点校授课 30 场次。天津市卫生和计划生育委员会(现为卫生健康委员会)、市教委、市体育局印发《关于天津市中医传统运动推广的实施意见》,探索推广太极拳、八段锦等中医传统运动,丰富居民和师生的健康文化生活。在河西区闽侯路小学和南开区新星小学,开展"中医药传统体育技能之导引养生功法进校园"活动实践探索。2019 年开办"中医名家进校园讲座",增强学生对中医药悠久历史和中国传统文化的了解与认识,激发学生了解中医药文化的热情。全年累计主办、协办中医药文化知识进校园和名家讲座 7 场,直接受益群众近5000 人。

中医药文化素养的提高需要从孩子抓起。为此,天津市依托天津中医药大学中医药文化研究与传播中心,自 2017 年开始筹划相关教材和丛书的编写工作。2019 年,出版《中医药文化精选读本》(中、小学版),并向 20 所中小学免费发放2000 余册。出版《中医名家谈节气养生与文化》《中医药文化概览(英文版)》和《读故事 识本草——中药入门读本(中英双语版)》,是全国首套中医药文化传播系列丛书,并发放到 30 多个试点校,共发放 3000 余册。

为了增强互动性和参与性,天津市还创造性地举办了首届中医药文化周末营活动。2019 年,在天士力中医药文化园举办中小学中医药文化周末营,共有和平区、河东区多所学校的 40 多名师生、家长,以及天津中医药大学文化与健康传播学院传播学等 3 个专业 30 多名学生与老师积极参与。这种寓教于乐的宣传方式深受师生喜爱。

主办天津市首次中医药文化创意品设计大赛,在全市范围内征集以中医药文化为主题的文创产品 180 余件。向中小学师生和市民发放中医药文化主题纪念品,扩大中医药文化的影响力。

天津市还印发了《中医药健康文化素养促进实施方案》(津卫中〔2018〕14号),安排专项经费 30 万元用于中医药健康文化知识巡讲。继续在健康大讲堂中邀请中医药巡讲专家授课。2018 年共开展市级大讲堂活动 2 次,区级大讲堂活动46 次,受益群众 5500 余人。同年印发了《天津市卫生计生委关于做好我市中医药健康文化知识角建设的通知》,2018 年 6 个中心城区国医堂、区中医医院全部完成建设任务。

四、联合媒体形成长效，打造文化传播新阵地

传播文化，平台建设、阵地建设尤为重要。天津市高度重视官方媒体渠道及互联网渠道，通过联合主流媒体、线上线下互动、建设长效基地等方式，打造文化传播的新阵地。

2018 年，在《中老年时报》推出"中医名家谈节气养生"专栏，邀请中医名家，以时令节气为时间点，向公众介绍养生知识；在《今晚报》推出"健康·中医药文化"专刊，介绍天津市中医药方面的新现象、新技术、新做法和新经验，并向公众普及中医药知识。2019 年，在《中国中医药报》和《中老年时报》开设"天津市中医药非遗项目展示"专栏，宣传天津市国家级、市级中医药非物质文化遗产代表性项目与中医药非遗文化；在《中老年时报》开设"中医名家谈时令防病"专栏，以二十四节气为时间节点，邀请国医大师、中医名家，结合时令节气展开防病知识宣传。以上栏目内容在网上发布，实现了线上线下互动。

依托天津市"健康大讲堂"品牌做好市级中医药健康讲堂。结合市民需求，邀请市级专家开展市级巡讲 2 场，直接受益群众 500 人；举办区级讲堂 55 场，其中社区 32 场，学校 23 场，累计直接受益群众 7144 人；市级讲堂通过"一直播"和微信公众号进行同步直播和转播，扩大传播范围，间接受益群众约 5000 人。免费发放健康宣传品，调动市民参与的积极性。市区两级中医巡讲的开展，提升了民众中医药健康文化素养，树立了对传统医学的文化自信。

天津市还利用天津健康教育微信公众号，每周二发布"中医药专栏"，以普及中医药文化为宗旨，宣传科学正确的中医药知识，截至目前共制作 36 期。利用传统平面媒体，开设《健康周报》中医专栏，向中医药领域专家约稿，刊登中医药科普文章。

在宣传基地建设方面，天津市指导基地不断丰富文化内涵，满足群众对中医药健康知识的需求。2018 年"津门医粹"中医药文化博物馆承接了"第四届中医药健康文化惠民月活动"的启动仪式，并举办了中药主题展览；天津乐家老铺药酒工坊不断探索文旅结合，成为天津市第一批国家中医药健康旅游示范基地。2019 年，按照《全国中医药文化宣传教育基地基本标准（2019 版）》，加强国家级基地建设，指导市级基地不断丰富文化内涵，营造中医药文化氛围，满足群众对中医药健康知识需求。推荐天津中医药大学第一附属医院申报"全国中医药文化宣传教育基地"，经专家现场指导和评审，提升了基地文化建设的内涵，实现医疗与文化的协调

统一。

五、天津市中医药学会中医药文化专业委员会拓展中医文化传播新领域

近几年来,天津市中医药学会中医药文化专业委员会(简称"委员会")在主任委员陈宝贵教授的带领下,积极贯彻学会及专业委员会的精神,大力发展中医药文化。委员会专门搜集、整理全市的名医资料,以其人生经历、学术思想、临床经验、养生秘籍为创作主线,以拍摄纪录片或编写著作等形式,总结治学的科学态度,阐释出大医精诚、德艺双馨的内涵,传递出中医药学不断传承、创新的理念,给年轻中医药人以引领和启迪,营造全社会关心和支持中医药文化事业发展的良好氛围。吸收各区县级国医堂加入委员会,深入挖掘和整理天津中医药文化资源,逐步打造以津沽名医文化为标志的中医文化品牌。

陈宝贵教授作为首届全国名中医,为中医药文化事业的发展积极奔走。为促进中医药文化的传承与创新,陈教授打造全国名中医传承工作室,于 2018 年先后在河北省围场县中医院、云南省西双版纳州傣医医院、广东省深圳市罗湖区中医院、甘肃省泾川县中医医院等多家医院合作帮扶成立陈宝贵全国名中医传承工作室,在名中医工作室建设、名老中医经验传承、人才培养等方面积累了丰富的经验,在全国中医药行业形成了广泛的影响力;还带领全体工作室成员深入研读《医学衷中参西录》《医林锥指》,通过系统整理津门张锡纯中西医汇通派中张锡纯、柳学株、陈宝贵三位核心人物的中医文献资料,总结归纳了张锡纯中西医汇通派治疗脾胃病、脑病,以及"治未病"、中医养生和药膳的经验,发表学术论文 50 余篇。

委员会一直十分重视基层中医药文化的发展,积极普及中医"治未病"理念,开展中医药预防保健服务中心的培训,为天津市民提供中医药预防保健服务。积极推广中医药适宜技术和中医药特色健康管理工作,切实让中医药发展惠及民众,不断提高居民健康水平。筹办了张锡纯中西汇通派学术思想研讨会。围绕学会计划工作,陈宝贵全国名中医传承工作室成员主编了《陈宝贵医论医话选》《陈宝贵医案选萃》,由中国中医药出版社出版,受到了社会各界的好评;举办了陈宝贵教授从医 50 周年学术思想研讨;带领全体硕博士生骑行义诊,践行绿色环保健康理念;录制各种电视养生保健节目 10 余期;近年来在《中国中医药报》刊载 100 余篇文章,为人民群众健康提供了切实可行的方案。

2016—2020 年,中医药人另一个重大任务就是积极参与脱贫攻坚工程,全市中医药卫生工作者奔赴西藏、新疆、甘肃、河北等省区开展脱贫帮扶、大健康服务,

培养中医药人才,传播中医药文化。陈宝贵教授带队去河北省雄安新区安新中医医院筹建全国名中医传承工作室,收徒 10 名,并出现很多动人的帮扶故事,得到各级领导的高度评价。

六、中医药抗疫发挥重要作用,彰显文化力量

2020 年新冠疫情暴发后,天津市卫健委派出了多批医疗队驰援武汉,中医药人的身影也位列其中。作为中央疫情防控指导专家组成员,中国工程院院士、天津中医药大学校长张伯礼于 2 月初奔赴武汉前线指挥中医药抗疫,提出中西医结合防治方案,为疫情防控做出突出贡献。2020 年 9 月,张伯礼教授被授予"人民英雄"国家荣誉称号。在武汉的近 3 个月,紧张的工作之余他先后接受了新华社、《人民日报》《中国日报》及中央电视台等多家媒体采访 20 余次,受世界卫生组织、世界中医药学会联合会、中国驻 10 余个国家大使馆和领事馆的邀请,先后与 30 多个国家专家分享中医药抗击新冠疫情取得的成果。返回天津后到 2020 年底的几个月时间里,张伯礼教授受邀为全国中小学生上"开学第一课";12 月 10 日在天津市第一中学为全校师生开展讲座;出席清华大学"中国健康传播大会"且做中医药主题报告;在全国各专业学术会议、天津市各个重要场合做"中医药抗疫背后的文化力量"等主题报告 40 多场次,被誉为"中医药传播大使"。

2020 年 12 月 26 日上午,为进一步传播中医药健康科学知识,传授中医药健康技能,提升人民群众健康素养,营造珍视、热爱、发展中医药的社会氛围,主题为"弘扬抗疫精神,发展中医事业"的 2020 年度中医药健康节在天津中医药大学第一附属医院举行。天津市卫健委党委书记、主任王建国录制了视频,代表天津市卫健委祝贺"2020 中医药健康节"开幕 。张伯礼院士和天津中医药大学第一附属医院名誉院长、国医大师石学敏院士发来视频,对健康节和医院抖音官方账号的开通表示了祝贺。开幕式后,与会的中医专家就预防、营养、治疗、康复、护理等方面与网友进行了互动,回答网友提出的问题,在线观看直播人次近 17 万。

2020 年天津市卫健委、天津市中医药管理局、天津市中医药学会、天津中医药大学等克服新冠疫情的不利影响,积极行动,从不同角度加强了中医药防病治病知识的传播与普及,将优质的中医药健康服务送到人民群众身边,普及健康知识、优化健康服务,传播天津中医药文化,传承发展天津中医药事业,提升人民群众中医药健康素养和文化意识,实现了中医药惠民。

第二节　天津市中医药文化研究与传播中心
中医药文化传播实践概述

2017年9月24日,天津中医药大学中医药文化研究与传播中心正式挂牌成立,天津市卫健委党委书记、主任王建国,中国工程院院士、天津中医药大学校长张伯礼教授共同为传播中心揭牌。传播中心以传承、弘扬中华优秀传统文化和中医药文化为己任,研究、探索中医药文化与大众健康科普活动高效结合的传播机制。传播中心成立以来,组织了多项形式新颖、内容丰富、社会关注度高的中医药文化传播实践活动,同时结合实践开展了多项理论研究,形成了理论与实践结合、相互促进共同提高传播效率的模式。2018年9月,鉴于其取得的丰硕成果,天津中医药大学中医药文化研究与传播中心升级为天津市中医药文化研究与传播中心,由天津市卫健委与天津中医药大学合作共建。

传播中心成立近4年来,致力于中医药文化科学研究和传播实践活动,取得了丰硕的科研成果和广泛的社会影响,实现了中医药与文化传承、传统知识与现代理念的有机融合,有力地支持了天津中医药文化传播和健康天津工作的实施和开展。

一、出版首套《中医药文化传播丛书》

传播中心面向不同群体,编写各具特色的书籍,满足公众对中医药文化和健康知识的需求。首套《中医药文化传播丛书》共5本。《中医药文化精选读本(小学版)》《中医药文化精选读本(中学版)》是中小学生开阔视野、了解中医药知识的课外读物;《中医名家谈节气养生与文化》以二十四节气为时间节点,邀请中国工程院院士、国医大师等中医大家,结合时令特点,畅谈节气养生知识,为公众献上一份"养生大餐",同时传播了中国传统文化;《读故事　识本草——中药入门读本(中英双语版)》《中医药文化概览(英文版)》两本书,以外国留学生为主要对象,通过图文并茂的形式,用中英双语介绍最基本的中医药知识。首套5本图书面世后,受到公众的好评。其中《中医药文化精选读本(小学版)》《中医药文化精选读本(中学版)》两本书已经免费发放到试点学校,《中医名家谈节气养生与文化》也被广泛传阅,成为公众了解中医药知识、中国传统文化的载体。2020年1月,在天津市健康知识普及行动启动仪式暨2019年健康天津科普作品大赛经验交流活动上,《中医名家谈节气养生与文化》一书在2019年健康天津科普作品大赛征集的400余份作品中脱颖而出。通过评审专家的层层筛选,该作品获得最高奖项——特别奖。

2020年,传播中心又启动了《中医药文化传播丛书》第二辑的编撰工作。此套丛书共3本,《中医名家谈节气防病与文化》是《中医名家谈节气养生与文化》的姊妹篇,仍然以时令节气为时间节点,突出防病观念,邀请中国工程院院士和国医大师,结合各自擅长领域,告诉大家如何防病;《天津中医药文化传播发展报告(2016—2020)》(本书)则重点介绍近几年来天津市在中医药文化传承传播方面所做的工作;《全国中医药文化进校园研究与实践》则重点介绍近几年来天津中医药大学"中医药文化进校园"项目组在推进中医药文化进校园方面所做的努力和取得的成果,同时包括从事中医药文化传承传播的人士在理论方面的思考。此套丛书于2021年出版。

二、开展中医药文化传播主题研究

立足传播实践,兼顾理论研究,相互促进,扩大传播广度和深度。近几年来,传播中心鼓励教师结合学术特长和负责的实践项目,申报各级中医药文化传播相关的科研项目,并取得丰硕成果。其中传播中心主任、天津中医药大学文化与健康传播学院院长毛国强教授先后参与、主持了多个项目,包括2017年参与"国家中医药事业发展战略"子项目"中医药文化传播战略研究",2017年主持天津市哲学社会科学规划项目"新形势下天津中医药文化传播现状问题及战略研究",2017—2019年连续3年主持天津市卫健委"中医药文化传承——中医药文化进校园"项目,2019年主持天津市哲学社会科学规划项目"新时代中医药非物质文化遗产传承路径与传播策略研究"等。

此外,2018—2019年,传播中心其他成员成功中标天津市卫健委、市教委、市科学技术局的中医药主题多个市、局级项目,分别为:"中医药文化普及与大众传播对策研究与实践""中小学生中医药文化读本研究与实践""中医药文化国际传播视角下《中医药文化概览英文读本》编写研究""《小小中医识百草——中草药青少年双语读本》编写研究""新媒体语境下面向留学生讲好中医故事的实践研究""中医时令养生文化传播研究""中医药文化创意产品开发的调查研究与实践"等。

三、联合主流媒体推出专刊专栏

拓展主流宣传阵地,扩大中医药文化传播的影响力。近几年来,传播中心先后与多家主流媒体合作,推出专栏专刊,提供给公众专业的、权威的中医药知识,有力地推动了中医药知识在人民群众中的普及。2018—2019年,与《今晚报》合作,推出了天津市首个中医药文化系列专刊,平均每月1期,设计了"中医药养生""杏林快讯"等多个栏目,介绍天津市中医药界最新资讯等;2018—2020年,与《中老年时报》合作,面向中老年群体,推出"中医名家谈节气养生""中医名家谈节气防病"专栏,以时令节气为时间点,邀请中医名家畅谈节气养生与防病;2019—2020年,与《中国中医药报》合作,推出"天津中医药非遗展示"专栏,向公众介绍天津市国家级、市级中医药非物质文化遗产代表性项目和代表性传承人,介绍他们的项目特色、传承经验等内容。

四、推出内容丰富多彩的线下活动

传播中心2017年7月举办中医药文化体验"小记者"采风夏令营活动,与天津市少年宫联合承办,有来自全市20所中小学的30名学生参加。爬药山、听讲座、进酒坊、练太极……形式多样的活动激发了参与者的热情,大家在互动中体验传统中医药文化的魅力。夏令营旨在增强学生的中医药文化知识,培育学生的采访写作能力。活动内容包括专业拓展训练、摄影直播和新闻采访写作培训、制作中药香囊、参观天津中医药大学新校区中药植物园和京万红乐家老铺药酒工坊。营员们对中草药有了直观认识,也了解了中医药悠久的历史文化。

2019年3月,传播中心主办中医药文化周末营活动,邀请"中医药文化进校园"项目试点校的师生代表先后来到乐家老铺药酒博物馆、天士力集团大健康城等,了解乐家老铺的历史、多种多样的中草药和老铺制药流程等,参观天士力大健康城,了解天士力文化及天士力的先进技术,感受中医药文化悠久的历史及中医药现代化的魅力。

2019年10月,传播中心与天津市卫健委共同举办天津市首届中医药文化创意品设计大赛,项目组在全市范围内征集以中医药文化为主题的文创产品设计方案。在大学生中传播中医药文化,扩大其影响力和覆盖面。

传播中心联合天津市少年宫组织我市中小学生首次开展以中医药文化为主题的诗词吟诵音乐会,让与会的中小学生感受到"做好中医传承,惠泽天下苍生"的责任感与自豪感。

五、持续推进"中医药文化进校园"活动

2017—2020年4年间,依托天津中医药大学优质中医药师资,传播中心建立了

稳定的志愿者队伍,广泛深入和平区万全小学、崇化中学、新华中学等试点校,向中小学生传播中医药文化知识。例如,为了突显特色,项目组来到河西区闽侯路小学和南开区新星小学,开展"中医药传统体育技能之导引养生功法进校园"活动,邀请有专业特长的老师到校给孩子们授课,现场体验传统体育技能的魅力。通过成立兴趣小组的形式,建立长效机制,每个学校授课达16学时。

为了扩大中医药文化的影响力,传播中心组织教师志愿者到天津泰达国际学校和天津惠灵顿国际学校,把传统中医药文化送到了外国小朋友的身边。志愿者用英文给他们讲解了中医药文化基础知识,介绍了金银花、菖蒲、藿香等8种中药材的基本性能;并通过游戏的方式现场辨识了这些中药,增强了中医药文化的吸引力和影响力,弘扬了博大精深的中华传统文化。

六、持续开展"中医名家讲坛"

传播中心邀请中国工程院院士、国医大师、全国名中医和天津市名中医,开展中医药健康知识和中医药文化知识讲座,提升公民中医药文化素养。同时现场通过网络直播形式进行传播,广受社会关注和赞誉。2018年和2019年,先后邀请到中国工程院院士、天津中医药大学校长张伯礼,中国工程院院士、国医大师石学敏,国医大师张大宁,国学大师、北京中医药大学教授张其成做客"中医名家讲坛",围绕中医药养生和中医药文化的传承,开展相关主题讲座。2020年11月,邀请北京中医药大学研究员毛嘉陵来到天津中医药大学,为师生进行《中医药抗疫背后的文化力量》讲座。试点校师生代表积极参加,并通过官方微信公众号、网络推送等形式,扩大受众影响面,提升影响力。

七、主办两次中医药文化主题论坛,凝聚业界智慧,共促文化交流

传播中心先后举办了天津市中医药文化传播高峰论坛、全国中医药文化传播高峰论坛、天津市中医药非物质文化遗产保护与传承论坛等多个论坛,就中医药文化传承传播等议题展开探讨,并形成了诸多共识,引起业界广泛关注。在2017年12月召开的天津市中医药文化传播高峰论坛上,成立了天津市中医药文化传播联盟。在2018年9月召开的全国中医药文化传播高峰论坛上,来自全国10余所中医药类高校中医药文化传播研究所、相关专业的负责人齐聚天津中医药大学,同时发起组建了全国中医药文化传播联盟。中国工程院院士、天津中医药大学校长张伯礼做了题为《中医药文化传承现状与发展方向》的主旨报告。国医大师、著名中

医肾病专家张大宁教授,国学大师、北京中医药大学国学院张其成教授做了主旨报告。这些论坛为大家搭建了交流学习、经验共享的平台,为中医药文化传承发展出谋划策。

2019年10月,传播中心与天津市非物质文化遗产保护协会联合举办天津市首届中医药非物质文化遗产保护与传承论坛,邀请了国家级、市级非物质文化遗产传承人与会,共同研讨中医药非遗项目保护与传承,在社会上引起较大反响。

今后,传播中心还将紧紧抓住国家大力推进健康中国和中医药文化发展的大好机遇,以中医药文化传播实践活动为契机,让中医药健康知识和文化走进大众、服务大众、惠及大众。

第二章　天津区域中医药文化发展如火如荼

第一节　中心城区：发挥各自优势，多维度促传播

一、和平区

天津市和平区卫健委以"传播中医药健康文化，提升民众健康素养"为主题，普及中医药知识，促进民众养成健康生活习惯，提高社会对中医药核心价值理念的认知和认同，营造全社会关心支持中医药事业发展的良好氛围。

（一）加强国医堂中医药健康文化建设

1. 积极开展国医堂服务能力建设工作。大力提升中医特色康复服务能力，包括中医特色康复医疗、训练指导、知识普及、康复护理等。加强中医药在疾病康复各阶段特色技术和方法的应用，完善中医康复服务规范。加强中医护理工作，在康复护理中推广中医药适宜技术和中医护理方案，拓展中医康复服务手段。

2. 建设中医药健康文化知识角。在国医堂中设置中医药健康文化知识角，通过视频、展板、展柜等多种形式，向患者宣传普及中医药健康文化知识。

（二）多种形式宣传普及中医药健康文化知识

1. 创作推广中医药文化作品。重新摄录改版的八段锦视频、八法五步太极拳。护士带领病房部分适宜患者进行养生保健锻炼，开展健康知识宣传教育，帮助患者了解中医药，提高正确的健康养生素养。

2. 开展中医图书阅读活动。充分发挥全国中医药传承人才的优势特色，建立中医药书籍图书室、中草药标本室，定期组织中医、中药人员集中阅读中医药临床图书，分享读书感受，提升中医药知识水平。

3. 开展"健康大讲堂"中医讲座。组织开展"健康大讲堂"4次，邀请中医专家为社区居民和在校学生针对颈椎病、糖尿病患者康复治疗，从天人合一话养生等内容进行讲解。

4.通过新媒体宣传中医药知识。和平有线电视台制作4期中医栏目《卫生与健康》，邀请专家分别针对"古方今用巧养生""春季儿童养生""闷热夏季远离湿疹困扰""秋乏秋燥、冬季养生——三九贴"等方面进行讲解；《天津日报》"今日和平版"发表中医文章6篇，包括《按摩颈痛部位要小心》《解决睡眠问题的小妙方》《大便冲不净与身体湿热养生食谱》《中医养生保健素养》《莲子山药——立夏时节话保健》；通过微信公众号发表10篇中医养生等内容，宣传"治未病"、养生保健等健康教育知识，定期更新，不断丰富专栏内容。

5.开展"中医药文化进校园"活动。走进天津医科大学进行"中医治未病"相关知识的宣传，并组织天津医科大学学生参观中医儿童保健门诊及国医堂门诊等，促进中医药文化在校园传播，特别是对西医临床专业的学生，加深其对中华优秀传统文化的认同和理解，提高学生的中医健康素养。为贯彻落实习近平总书记关于学生近视问题的重要指示批示精神，切实增强学生爱眼护眼意识，提高学生眼保健操的质量，促进学生养成保护视力、预防近视的良好行为习惯，和平区中医医院与和平区教育局合作，派出针灸推拿专业医师，针对校医、学生开展眼保健操培训，使他们正确掌握眼保健操相关穴位的取穴、操作要点，知晓相关注意事项。为学生们在今后的学习生活中，广泛、正确地运用眼保健操以缓解视疲劳、降低近视发生率打下坚实基础。2019年6月12日，和平区教育局与天津中医药大学共同开展和平区"中医药文化进校园"活动，天津市中医药文化研究与传播中心向天津市第二十中学、天津市第五十五中学、和平区鞍山道小学、和平区中心小学等首批试点校颁发了"中医药文化进校园"试点校证书。中国工程院院士石学敏做了题为《漫谈国粹针灸与中医养生保健》的公益讲座。石院士从中医药文化的发展、地位、作用及日常保健常识等方面为与会人员进行全方位的讲解，向大家推广和倡导了中医的健康理念。

6.开展特色中医孕妈课堂。和平区妇产科医院在医院孕妈课堂定时开设中医宣教课堂，由中医师讲解孕期及产后体质调理、饮食指导及产后特殊体质下中医的有效介入，让更多孕妈了解中医在产后修复中的神奇力量。同时在分娩后开设中医床旁诊脉服务，既让患者感受到医院文化与人文关怀，同时又能很好地解决产后乳少、乳胀问题，大大减少乳腺炎的发病概率。此项活动深受广大孕妈和产后妈妈的好评。

（三）组织开展中医药巡讲、大型义诊活动

开展"服务百姓健康行动""家庭医生签约服务宣传""建设健康城市，享受健

康生活""健康中国行暨天津市和平区全民健康生活方式日""全国高血压日走进社区""三八妇女节　关爱女性健康"等大型义诊活动,普及中医药文化,传授中医药饮食、药膳、中药材的中医药知识。

(四)根据重点人群特点普及中医药知识

严格落实老年人、儿童中医药健康管理服务。每个家庭医生团队安排接受过中医药知识和技能培训的卫生技术人员进入居民家中进行"中医体质辨识问卷"的填写,将体质辨识结果告知居民,并对其从情志调摄、饮食调养、起居调节、运动保健、穴位保健等几个方面进行有针对性的健康指导,从而提升居民对自身情况的了解。儿保科医生发现有儿童存在健康问题时,会为家长提供捏脊、中药调理等简单的中医知识指导,发放儿童中医指导手册,为辖区内适龄儿童提供更加完善的儿童中医药调养服务。

(五)开展中医药健康文化素养监测

为进一步对我国公民中医药健康文化素养水平变化趋势进行摸底,为中医药健康文化知识普及相关政策提供科学依据,2017 年 10—11 月在和平区开展"2017年中央补助地方中医药健康文化素养促进项目",调查对象为和平区劝业场街、五大道街、新兴街的 15 ~ 69 岁常住居民,共调查 270 人,并发放"中医药养生基本功""家庭医学全书"等资料。

今后和平区将在行为规范、服务理念、环境形象等方面,进一步提升中医药文化特色,增强中医药文化底蕴,转变中医服务理念,进一步推行以人为本的服务模式,宣扬中医"治未病"的文化理念,积极开展中医预防保健服务,传播中医药优秀文化,促进中医药文化发展,积极宣传中医药知识,发扬中医适宜技术,让中医健康养生理论走进生活、走进家庭,使中医药更好地惠及群众。

二、河西区

河西区卫健委高度重视中医药健康文化推进行动,由分管领导负总责,中医科具体负责重点任务落实和督导。辖区各基层医疗机构及民营医疗机构积极实施,不断推动各项中医药健康文化推进行动方案,抽调中医骨干力量下社区进行中医养生保健知识讲座,因地制宜地采取多种形式进行中医药科普知识宣传。部署辖区各医疗单位从中医传统运动推广活动、河西区名中医评选、河西区肿瘤防治示范区建设、中医药健康文化知识角建设、开设"走进国医堂"专题节目等方面促进中医药健康文化建设。

（一）强化中医传统运动推广活动，推动健康河西建设

2018年河西区下发了《关于印发〈河西区中医传统运动推广活动实施方案〉的通知》（津河西卫中医〔2018〕133号），在辖区的街道、企事业单位、有关医疗机构等多层次、多渠道、多形式地开展了中医传统运动的推广活动，传播和普及了中医养生保健理念和健康生活方式，提升民众健康素养，推动中医药文化继承发展，为构筑健康河西起到了积极推动作用。

1. 中医传统运动进社区/家庭。鼓励全区各街道、社区卫生服务中心利用下发的太极拳、八段锦、易筋经教学光盘，开展中医传统运动锻炼，利用下发的宣传手册和易拉宝等宣传材料，积极组织中医传统运动项目展示活动，结合家庭医生签约和中医药健康管理工作使中医传统运动进社区、进家庭。

2. 中医传统运动进企业。鼓励各类企事业单位推广中医传统运动，尤其是在河西区民营中医医疗机构、中医药企业等中医药传统文化氛围浓郁的单位中优先推广，利用电子屏、宣传册、易拉宝等形式，形成全方位、立体化宣传氛围。利用下发的太极拳、八段锦、易筋经教学光盘开展工间操活动，并以组织运动会等形式积极组织职工进行中医传统运动锻炼。

（二）开展河西区名中医评选，促进中医药传承创新

近年来，河西区卫生健康系统广大干部职工在区委、区政府的正确领导下，全面落实党中央、国务院、市（区）委关于中医药工作的决策部署，凝心聚力，开拓创新，使中医药事业取得了新的成就，涌现出一批德高望重、医术精湛、群众认可的名医。为了进一步继承和发扬中医药学，弘扬大医精诚的医德医风，激励广大中医药工作者在"健康河西"建设中提供更加优质的中医医疗保健服务，经单位推荐，天津市名中医专家评选委员会综合评议，评选出11位河西区名中医。区卫健委在河西区卫生工作会议上对11位河西区名中医进行了表彰，并下发了《河西区名中医学术传承管理暂行办法》。河西区名中医评选活动加强了对河西区名中医学术传承的管理，旨在充分发挥名中医在中医药学术传承、人才培养方面的榜样引领作用，坚持继承和弘扬中医学术思想和临床实践经验，培养高层次中医药人才，推进中医药学术传承与创新，更好地造福人民。

（三）依托中医药健康知识角建设，传播中医药健康文化

河西区卫健委下发了《关于印发〈2019 年河西区中医药健康文化知识角建设方案〉的通知》（津河西卫中医〔2019〕81 号），按照通知要求，2018 年底前，全区国医堂完成建设任务。2019 年底前全区中医医院、基层医疗卫生服务机构全部完成建设任务。2020 年底前，全区各级各类中医、中西医结合医疗机构全部完成建设任务。通过展板、实物、模型、中医养生保健体验设备、中医阅读角及电子屏等方式，促进全区居民感受中医药文化，掌握一般性中医药养生保健知识。

（四）开设"走进国医堂"专题节目，推广中医养生保健知识

联合河西区有线电视台举办"走进国医堂"系列活动，全区 12 家基层医疗机构的 20 名中医师参与录制，录制内容为"春季养生""眩晕的中医防治""反流性食管炎预防与保健"等，宣传中医健康文化，传播与推广中医养生保健知识。通过专题节目挖掘河西区中医特色优势，普及中医"治未病"知识理念，宣传中医药健康文化，传播、推广中医养生保健知识与方法。

（五）多种平台宣传中医药科普知识，提升辖区居民中医药文化素养

河西区各基层医疗机构通过宣传橱窗、微信公众号、电子屏和展板等多种方式开展中医药科普知识和中医药健康文化宣传，共发放"中医四季养生""中医运动养生""中医养生保健手册"等中医药宣传资料 1000 余份；河西区中医医院与天津市肿瘤医院建立肿瘤医联体病房，在全区范围内发放"中医药防治肿瘤手册"3000 余份；依托河西区中医医院承担的"中医治未病"项目，在全区开展"中医治未病"宣传，发放"治未病指南""中医体质辨识"手册 1000 余份；联合河西区有线电视台举办"走进国医堂"系列活动，宣传中医健康文化，提升辖区居民中医药文化素养。

河西区在中医药健康文化普及方面做了大量卓有成效的工作，为全区百姓提供了全方位、全周期的健康文化服务，把中医养生保健理念融入日常生活，提高群众的中医药健康文化素养，真正实现"每个人都是自己健康的第一责任人"。连续 3 年与天津市肿瘤医院联合开展探索建设肿瘤防治示范区工作，并作为河西区的民心工程。坚持以预防为主，扩大健康科普宣传，各基层社区卫生服务中心广泛开展"肿瘤防治知识健康教育"活动，累计达 20 场次，发放宣传页 3000 余份。与天津

市肿瘤医院联合开展大型知识讲座和义诊活动,全面提高民众防癌抗癌意识,同时邀请市肿瘤医院专家定期为社区卫生服务中心医生进行培训,普及肿瘤防治知识。探索并基本形成了基层医疗机构和市肿瘤医院上下联动的肿瘤综合防治网络,依托市肿瘤医院优质资源加快提升了河西区区域肿瘤综合防治服务管理水平,形成了具有区域特色的肿瘤防治模式。

三、南开区

多年来,南开区贯彻落实习近平总书记关于全民健康工作的重要指示精神,以保障和促进人民群众健康为出发点,秉持"文化建设先导,中医服务跟进"的发展理念,紧紧围绕"健康南开"建设这一主线,大力开展中医药文化建设工作。

（一）将中医药文化建设融入"健康南开"等区域重点工作

成立以分管区长为组长、各相关委办局分管领导为成员的南开区中医中药工作领导小组,区财政每年拨付中医药健康管理专项经费,用于中医药文化宣传。同时将中医药文化建设纳入"健康南开"建设之中,坚持政府主导,强化跨部门协作,印发了《南开区中医中药中国行——中医药健康文化推进行动实施方案》（津南卫中〔2017〕97 号）,大力推进中医药健康文化宣传工作,为 2017 年全国健康促进区评审工作增添了中医药特色。

坚持"共建共享、全民健康"的战略主题,聚焦影响人民健康的主要因素,注重根据不同人群的特点有针对性地做好中医药文化促进和教育,增强居民健康意识,不断提高全区人民健康水平,逐步实现从"治已病"向"治未病"的转变,"健康南开"建设不断迈上新台阶。

（二）发挥国医堂特色优势,做强中医药文化传播基地

一是营造浓郁中医药文化氛围,南开区 13 家社区卫生服务中心国医堂先后实施了中央转移支付资金支持的"国医堂服务能力建设项目",进一步提升改造社区国医堂诊疗环境,装修风格和家具样式突出传统特点,整体环境古朴厚重,中医药文化特色鲜明。二是打造中医药文化推广平台,各社区国医堂均设置中医药健康文化知识角,通过展板、海报、图书、多媒体设备等,向居民宣传普及中医药健康文化知识。三是探索中医特色慢性病管理模式,将中医药优势与健康管理结合,以慢性病管理为重点,以"治未病"理念为核心,探索建立中医健康保障模式,依托家庭

医生签约将中医药文化与居民生活深度融合。

(三)创新文化传播手段,多种媒体形式全面覆盖

一是开展中医药健康教育,推进中医药健康文化知识进基层,使居民掌握基本的中医药知识和简便易行的中医药养生保健方法,提高自我保健的能力。2017 年至今,深入机关、企事业单位、社区开展健康大讲堂活动 160 余场、义诊咨询活动 40 余场,受益人群万余人。二是推广中医药文化作品,聘请专家以科学准确、通俗易懂、贴近生活为原则,编写发放慢性病调养、小儿调养、节气养生、中药服药方法及煎煮常识、道地药材等系列中医药科普宣传材料,累计发放 10 万余份;发放"中医 9 种体质""0~36 个月儿童中医药健康管理手册"7 万余份,普及中医药知识,引导居民养成有中医特色的健康生活方式。三是实施中医药新媒体建设,利用新媒体技术扩大中医药健康文化和知识传播范围,在区卫健委官方网站、"健康南开"微信公众号、微博、南开有线等媒体开展中医药文化宣传,不断深化中医药文化和知识宣传深度和广度。

(四)注重培养专业化、专职化中医药文化传播人才

一是组建南开区中医药文化科普宣讲团,建成一支涵盖中医、中药、护理等专业的业务素质较高、思想作风过硬的中医药文化宣传队伍,同时各医疗机构指定专人负责中医药文化宣传工作,确保中医药文化宣传工作有序开展。二是注重中医药文化人才培养,积极组织相关人员参加国家中医药管理局、市卫健委组织的中医药专业技术培训及中医药文化宣传技能培训,大力开展区级中医药知识与技能培训,培训内容包括三伏贴、小儿推拿、中药煎煮、中药饮片鉴别等,不断提高中医药文化宣传水平和能力。

(五)推动中医药文化与医疗、产业协同发展

组织召开京津冀国医堂高质量发展研讨会,促进中医药文化深度交流。一是发布"国医堂高质量发展天津宣言",明确国医堂是中医药文化传播的重要平台,承担着普及健康知识、推动中医药养生文化创新发展和普及应用的重要任务,是与居民生活深度融合的文化传播和服务平台。二是加强东西部中医药文化交流,邀请"人民英雄"国家荣誉称号获得者、中国工程院院士张伯礼,中国工程院院士、国医大师王琦,国医大师金世元及中医药行业代表与会交流。以中医药文化为载体,

深化对口帮扶工作,联合甘肃省庆城县举办"岐伯故里,健康庆城"主题展览,搭建中医药文化交流平台,宣传岐黄故里悠久的中医药文化,促进产业发展。

四、河北区

河北区着力把"中医中药中国行"活动搞好、搞扎实,通过举行大范围的群众性中医药科普宣传活动,进一步营造全社会尊重、保护、关心、支持中医药事业发展的良好氛围,让广大人民群众共享中医药事业改革发展成果。逐步实现弘扬中医药文化、提升中医药服务、创新中医药发展的目的,使广大人民群众更好地了解中医,让中医药惠及百姓,为人民健康服务。

(一)宣传形式多样,活动气氛热烈

为了营造中医药文化宣传的浓厚氛围,河北区通过义诊活动、悬挂宣传条幅、张贴标语等形式,大力宣传活动的目的、意义和内容,使活动家喻户晓,人人皆知。

在此基础上,我们紧紧围绕"发挥中医特色优势,提高全民健康素质"的主题,组织了一系列中医药科普宣传活动。

1. 举办了多场中医药知识专题讲座。3 年来,河北区举办有关学习贯彻《中医药法》及群众关心的中医药保健、慢性病防治等内容的宣传讲座、义诊活动 67 场,并开展了专家与市民现场互动活动,专家现场解答群众提问,使群众对中医药的科学性有了更直观、更深刻的认识。

2. 与专家进行了座谈。组织区内质量控制专家和技术人员召开座谈会,就如何进一步发挥中医药优势、更好地服务人民群众的医疗需求等问题,展开了深入讨论。通过座谈和研讨,与会人员对中医药现状和优势有了进一步的认识,并纷纷表示将以实际行动积极支持中医药事业的发展。

3. 组织了以宣传《中医药法》为主题的大型广场义诊活动。在宁园广场,驻区医院和区属医院的中医专家举办现场义诊和咨询活动,免费提供测血压、量体重、健康咨询等服务,并发放中医科普宣传资料册。广场宣传活动声势大、气氛好、效果实,得到了社会各界的好评。

4. 协办"中医中药中国行""中医药健康文化推进行动"等活动。2017 年,根据市卫计委(现为卫健委)的要求,协助参与了大型"中医中药中国行""中医药健康文化推进行动",活动中利用天津中医药大学第二附属医院主会场集中展示了河北区基层医疗机构国医堂的特色和优势,向社会各界介绍了河北区推进中医资源整

合、着力开展中西医结合和中医药适宜技术推广等工作,充分发挥基层医疗机构国医堂和社区卫生服务站的网底作用。

(二)巩固宣传成果,服务群众健康

为了将中医药文化宣传活动的成果转化为中医药事业发展成果,更好地满足人民群众日益增长的健康需求,在积极开展宣传周活动的同时,河北区各基层医疗机构采取了一系列便民、利民举措。一是在基层国医堂大力推广中医适宜技术,使每个机构都尽可能多地提供令群众满意的中医药服务。河北区自2016年开始每年平均举办5期"中医非药物疗法培训班",主要面向全市基层医疗机构的中医从业人员,4年来累计培训超过2300人次,中医药适宜技术的推广起到了调整医疗结构、解除病患痛苦的重要作用,区内各单位在发展中医适宜技术的工作中均制订了规划,实现了定人、定岗、定项目的推广机制,也将继续作为今后工作的核心把中医药适宜技术持续推广下去。二是发挥中医人才优势,提升中医服务能力。依托河北区的两所全国名中医传承工作室的优势资源,延伸工作室的作用和影响,发挥区内医疗集团的平台作用,在社区卫生服务中心国医堂内开展了基层中医传承工作站项目。作为一项创新性工作,通过名老中医下社区和青年中医继承人结对子,有针对性的带教活动,培养青年医生的思考、实践和综合服务能力。学习周期为3年,通过积分制考核,对项目进行总体评价,以保障项目实施落到实处。三是将中医药与家庭医生签约相结合,使中医中药服务有效实现"进社区、进家庭"并真正惠及百姓。目前河北区家庭医生团队中中医特色团队占比达49.23%,在入户服务中广泛开展了中医药服务,传播了中医药文化,普及了养生保健知识,为提高居民健康素养提供了基础保障。

五、河东区

近年来河东区高度重视中医药事业的发展,先后制定出台了《河东区健康管理实施方案》《河东区中医发展规划纲要(2016—2020年)》等一系列中医药事业发展的规划意见、方案,将中医药工作纳入全区经济社会发展规划、卫生事业发展规划和"健康河东"发展战略之中,建立政府及相关部门共同推动中医药工作的协调机制。同时在区卫健委独立设置负责中医药工作的科室,安排专人负责中医药工作的具体实施。不断增加卫生投入,完善中医药服务体系和文化推广体系。加大对河东区中医医院的扶持力度,确定其在河东区的中医药龙头地位,不断整修社

区卫生服务中心,扩建社区国医堂,建立中医药综合服务诊疗区和中医药文化宣传阵地。截至目前,全区 12 家社区卫生服务中心均已建立国医堂和中医药文化知识角,开展对辖区居民的中医药健康知识宣传,平均每年开展 30 余场次,受益群众 5000 余人。

（一）坚持社区方向,扩大中医药文化服务领域

河东区坚持发展社区中医药文化,并遵循以社区为先导的原则,扩大基层社区卫生服务,使"简便验廉"的卫生资源满足百姓需求,同时加大中医药文化宣传,使百姓在享受便捷的同时提升自身健康理论水平。

1. 覆盖全区的中医服务和文化网络基本健全。建立了河东区中医医院指导中心工作机制,构建了以区中医医院为龙头,各社区卫生中心国医堂为主体,各社区卫生服务站为网底的河东区中医药社区卫生服务中心三级网络体系。充分发挥区中医医院龙头作用,坚持中医为主、中西医并进思路,重视中医药特色与优势发展,发挥中医药特色专科的优势,提高专科疾病诊治能力与水平。社区卫生服务机构网底功能不断加强,各社区卫生服务机构统一 CHS 标识标牌,不断开展中医适宜技术培训,充分发挥中医药知识角的宣传作用,普及中医药知识,不断加大中医药使用范围。

2. 中医药文化建设体系基本完成。突显中医药"治未病"的理念,建立了以健康文化为基础、健康管理为核心、健康保险为保障的健康保障模式。采用中医适宜技术,开展慢性病管理;利用中医康复手段,缩短治疗疗程;发挥中医药"治未病"的作用,预防疾病的发生发展。通过中医药文化的宣传,河东区中医门诊服务量超过 30%,并且不断拓展中医药服务项目,在服务中不断加深百姓对中医药文化服务理念的理解和认识。

3. 不断创新和发展中医药文化平台。依托张洪义全国名老中医传承工作室、天津中医药大学博硕士团队下社区、百名医师下社区等一系列专家和项目优势,广开门路,组织各种中医药文化宣传义诊活动和健康咨询,累计开展 10 余场,发放各种宣传资料 200 余份,得到了辖区居民的一致好评。

（二）创新传播途径,举办"健康大讲堂"

推进中医药健康文化知识传播,举办"健康大讲堂",使居民掌握基本的中医药知识和简便易行的中医药养生保健方法,提高自我保健能力。成立了河东区

"健康传播宣讲团""健康知识传播宣讲团"专家组,共计 95 人,其中包括市级医疗卫生机构专家 62 人和区级医疗卫生机构专家 33 人,涵盖中医药、全科等 37 个专业。

截至目前,共举办"健康大讲堂"109 场,其中进学校 25 场,进社区 64 场,进医院 11 场,进机关 7 场,进企业 2 场,涉及合理饮食、糖尿病的防治、高血压的中医调护等内容,直接受益群众 1 万余人。身边的健康讲座让居民可听、可学、可练,较好地推动了群众健康习惯的养成。

与河东区新闻中心携手,通过"传媒 + 健康"模式,打造权威健康知识平台。媒体开设两档健康主题栏目《健康开讲啦》和《健康沙龙》,以倡导健康文明生活方式为宗旨,针对慢性病发病趋势,精准对接百姓健康需求,邀请三级甲等医院权威专家作为栏目嘉宾,就常见病防治和观众普遍关心的健康养生问题进行答疑解惑,让百姓在家中就能得到权威专家的健康指导。截至 2019 年 12 月,栏目已录制播出 29 期,其中,《健康开讲啦》15 期,《健康沙龙》14 期。覆盖河东区百万人口,已成为深受群众欢迎和认可的权威健康知识传播平台。

六、红桥区

红桥区以传承发展中医药事业、发展中医药健康服务为宗旨,深入贯彻新时期中医药工作的各项方针政策,不断优化中医药发展环境,营造浓厚的中医药文化氛围。区委、区政府高度重视中医药文化建设,区委常务会议组织学习和传达全国中医药大会精神及《中共中央 国务院关于促进中医药传承创新发展的意见》,推动中医中药工作落实。区委宣传部、区教育局、区科学技术协会、区文化局等部门与区卫健委协同推进,宣传中医药文化核心价值和理念,推动中医药文化进校园、进社区、进家庭。成立红桥区中医药文化推进工作专业指导小组,依托红桥区中医医院、各社区卫生服务中心国医堂,为中医药文化宣传提供专业保障。

(一)完善制度,明确要求

红桥区将弘扬中医药文化精髓、加强中医药文化宣传和知识普及纳入《红桥区贯彻落实中医药发展战略规划纲要(2016—2030 年)实施方案》《2019 年红桥区全国基层中医药工作先进单位复审工作实施方案》等文件,以二级中医医院等级评审、全国基层中医药工作先进单位复审等活动为抓手,明确各委办局、各级各类医疗卫生机构工作目标和要求。

（二）区域联动,推动落实

1.大力支持辖区内中医药文化活动。积极配合辖区内天津市中医药研究院附属医院承办的天津市第三届中医药健康文化惠民月暨中医药普法宣传活动。组织各街社区居民参加宣传活动。配合完成天津市中医药健康文化素养调查。红桥区被国家中医药管理局抽定为2018年中国公民中医药健康文化素养监测点。

2.开展中医养生保健知识巡讲活动。一是依托社区卫生服务机构组织辖区居民开展中医保健知识巡讲活动,在讲座的基础上进行现场咨询,对参加讲座的人员开展中医体质辨识,并进行健康指导。此项活动每年开展约40场,受益群众千余人。二是利用传统节日营造中医药养生氛围。利用端午节、重阳节、中秋节、春节等传统节日,通过社区居委会对辖区老年人进行四时调养、未病先防的知识普及。三是利用暑假对社区的小学生进行中药知识讲座和夏季卫生的科普宣传。通过巡讲活动的开展,提升了辖区居民的健康保健意识。

3.开展多种形式的科普教育活动。一是与各街道科学技术协会组织联合开展多种形式的中医药文化宣传活动。积极参加每年的科技周活动,开展中医"治未病"、中医养生保健知识宣传。二是区中医医院积极参与《今晚报》"夕阳无限好"大型现场咨询活动,针对群众提出的问题给予个性化的指导,现场受益群众近百人。三是大力开展中医适宜技术的培训,推广"简便验廉"的中医技术。

4.强化中医药文化传承载体建设。一是建立天津市红桥区非物质文化遗产示范基地,设立"三馆一院"(中国传统医药益德成闻药文化博物馆、天津市红桥区非物质文化遗产博物馆、中国传统医药非遗古方拔萃馆及中国传统医药"扁仓书院"),免费对民众开放。其中"扁仓"取扁鹊、仓公之意,扁仓书院定期开展中医药文化知识讲座,让人们了解中医药生命观、疾病观、诊疗观和药物观。二是区文化局确定"赵氏正骨诊疗技艺""成氏铁夫膏制作技艺""津门按跷传统疗法""血府逐瘀处方及传统制作技艺"等多项传统医药技术为红桥区非物质文化遗产。三是建设中医药文化宣传角,利用宣传栏、大屏幕、易拉宝等展示宣传中医药知识。为社会养生机构设计、下发中医宣传图册加强宣传,通过中医药文化宣传,推动了中医药文化建设。

第二节　环城四区：挖掘自身潜力，创新传播路径

一、西青区

中医药文化发展工作对全面发展中医药事业、深化医药体制改革、提升全民健康素质，具有十分重要的意义。西青区委、区政府高度重视中医药文化事业发展工作，主要领导亲自听取相关部门落实规划的具体措施，要求相关部门一定要结合西青区的实际，做好中医药文化发展工作。区卫健委按照要求，明确部门的工作职责，切实推进中医药文化建设。

（一）加快发展中医康复保健服务，开展中医药与养老服务结合工作

西青医院与区残疾人联合会合作成立了康复中心，广泛运用中医理论和中医技术开展康复治疗服务。在医养结合试点单位，开展有中医特色的老年病、慢性病防治和康复护理服务。西青区修园堂中医医院，以祖传方剂为核心，融合现代中西医结合及运动康复疗法，为脑中风、骨科术后患者提供更为精准和高效的医疗救助和生活照料。通过医养结合，使患者得到更为全面的生活护理、康复治疗服务，解决了患者急救期出院后继续治疗和生活照料的难题。

（二）培育发展中医药文化和健康旅游产业

1. 推动国家中医药旅游示范基地建设工作。2016 年国家旅游局（现为文化和旅游部）、国家中医药管理局联合发布关于开展国家中医药健康旅游示范区（基地、项目）创建工作的通知，结合《西青区加快推进中医药健康旅游示范区实施方案》要求，区文化和旅游局积极推动发展中医药健康旅游产业，组织了国家中医药旅游示范基地的申报工作。在 2018 年公示的国家第一批示范基地创建名单中，驻区达仁堂京万红药业有限公司乐家老铺沽上药酒工坊获得殊荣。天津达仁堂京万红药业 2012 年 4 月被国家中医药管理局确定为"全国中医药文化宣传教育基地"，目前正在积极开展创建国家 3A 级旅游景区工作。

2. 积极打造国家中医药健康旅游示范项目。西青区打造了一批特色鲜明的文化展馆、互动交流、工业体验项目，形成了文化、医药、养生、康体等特色旅游产品。

乐仁堂推出了国药文化馆，展示了乐氏家族国药世家的发展历史和文化，开辟

了生产线参观区和国药精品展示区。天津同仁堂健康产业园推出工业体验游，游客可以体验辨识珍稀中药材，参观了解现代中药生产流水线、中医药发展史，以及中药生产流程。

西青区中医药文化发展工作只是刚刚起步，今后将进一步完成各项重点任务，更好地落实，使广大人民群众能够享有优质、价廉、方便的中医药医疗健康服务，使中华民族的中医药传统文化进一步发扬光大。

二、北辰区

北辰区一直秉承传承和发展的理念，重视中医药事业的发展，大力发展中医药文化宣传工作，承办了"中医中药天津行——中医药健康文化惠民月"的第三站活动。活动期间通过义诊咨询、科普知识讲座、中医药文化主题展等形式，运用望、闻、问、切等传统的中医诊疗手段，对参与群众进行初步的疾病诊断和治疗建议，并免费提供针灸、推拿、刮痧等一系列体验式中医治疗服务，集中展示了中医药博大精深的文化和悠久的历史、中医药的特点和独特的疗效，提升了北辰区中医药健康文化素养。

（一）多措并举，推动中医药文化推广传播

北辰区共有高克俭、张润民、马国海 3 位主任医师入选"全国基层名老中医药指导老师"，并建立名中医工作室，举办拜师仪式，截至目前，3 位名中医已培养了近 40 位中医传承人，并定期进行走访巡诊，考察徒弟学习成果，夯实中医药文化精髓的传播。2017 年北辰区中医医院副院长裴向前带领代表队赴北京邮电会议中心参加"广誉远国药杯全国《黄帝内经》知识大赛社会组复赛"，获得西苑医院赛区三等奖，展现了医院青年医师的专业素养和职业风采，扩大了中医药健康文化影响力。同年 12 月 1 日，"仲景学说"学术交流会再次在北辰区中医医院召开，来自各区县的 200 余名中医药专家学者、仲景学说专业委员会委员，以及伤寒、金匮专家和仲景门生汇聚一堂进行互动交流。

（二）互通共享，加强中医药文化交流合作

北辰区中医医院作为天津市三甲医院，坚持"中医药文化走出去，优质资源引进来"的交流思想，积极开展中医药文化国际交流与合作，扩大中医药文化影响力。2017 年 9 月，俄罗斯代表团访问医院并共同举办中俄高新医疗学术交流会；2019

年3月,日本·天津中医针法会来院就中医适宜技术进行交流学习,来访代表团不仅现场观摩医院中医适宜技术,还签订了合作交流的意向书,为推广中医药文化打下良好基础。

为积极响应国家"一带一路"倡议,天津北辰北门医院作为全国脊诊整脊技术继续教育基地,2018年8月18日承办了世界脊诊整脊医学联盟第六届大会,邀请了来自中国、马来西亚、新加坡、泰国、美国、英国、日本等国家和地区的20多位世界著名适宜技术专家共商交流脊诊整脊国际前沿技术,寻求国际合作新思路、新途径。2019年7月12—14日,世界脊诊整脊医学联盟第七届大会在天津北辰北门医院隆重召开,来自马来西亚、新加坡、泰国、印度尼西亚等国家,以及港澳台等地区的500多位专家学者共聚津城,以"传承中医脊诊整脊,共享健康中国"为主题,围绕中医脊诊整脊技术国际化、标准化、规范化临床研究,探讨中医脊诊整脊技术的国内国际发展路径。

(三)创新方式,培植中医药文化发展土壤

位于北辰区普济河东道的天士力大健康城作为全国科学普及教育基地、首批中医药健康旅游示范基地创建单位,不仅自然环境优美,而且还具有浓厚的中医药文化底蕴。中华少年儿童慈善救助基金会和天士力控股集团于2018年4月联合打造了"我是小小文化传承人"主题系列活动,活动分为"我是小药农""我是小药商""我是小中医"3期进行。在第1期"我是小药农"活动中,孩子们走进天士力药用生态植物园,认知中草药,亲手在爱心种植园种下小药材,亲身体验了"小药农"的生活。在第2期"我是小药商"活动中,孩子们在天士力全长150米、高1.8米、被载入了上海大世界吉尼斯纪录的大型墙体浮雕"中华医药图"前,通过讲解员的解说了解上古至今医学界的能人志士、医学典籍、药方剂型,共同感受中医药文化发展的神奇魅力。在"小药商中草药辨识"的互动游戏环节,孩子们进入天士力百草园,在工作人员指引下辨别中草药。在第3期"我是小中医"活动中,孩子们在互动游戏中了解"望""闻""问""切""推拿"等中医诊疗疾病的方法,循序渐进地学习中医基础知识。"我是小小文化传承人"主题系列活动历时1个月,共吸引了160余个家庭、500余人参与,不仅让孩子们学到了中医药文化知识,还培养了他们对传统中医药文化的兴趣。

三、津南区

津南区秉承传承和发展理念,重视中医药事业的发展,大力发展中医药文化宣

传。做好中医药文化宣传，旨在增强居民健康意识，不断提高全区人民健康水平，逐步实现从"治已病"向"治未病"的转变，将中医药文化融入"健康津南"。

（一）贯彻中医药发展，融入"健康津南"

津南区深入贯彻卫生与健康大会精神和"十三五"深化医改规划，始终坚持政府主导，强化跨部门协作，成立中医提升工程领导小组，进一步提升基层中医药服务能力，增强城乡居民对中医药的获得感和满意度，印发《津南区贯彻中医药发展战略规划纲要（2016—2030年）实施方案》（津南政办发〔2017〕29号），加强中医药质量管理体系建设，充分发挥质量控制专业组指导作用，规范中药合理使用，为广大居民提供优质的中医药服务，充分发挥中医药在基层防治常见病、多发病中的优势和作用。

（二）加强中医药文化的互访交流

做好东西部扶贫协作和对口帮扶工作，津南区中医医院同甘肃省灵台县皇甫谧中医院签订了结对帮扶协议。为进一步加强灵台与津南两地中医药文化和专业技术交流，充分发挥皇甫谧中医针灸历史内涵和特色技术优势，于2018年12月特邀甘肃省灵台县中医专家来到津南区开展中医文化交流。交流期间开展了"埋线针刀疗法的临床应用""腰椎间盘突出症的针刀治疗""耳尖放血疗法治疗高血压技术"等多个专题知识讲座，临床带教现场演示了星状神经节埋线治疗技术（手卡指压式星状神经节埋线术），演示南派手法及部分美式整脊的操作技巧，并深入探讨脊柱关节病手法治疗。此举加强了中医药文化交流，共同促进医疗服务水平的进一步提高。

（三）发挥国医堂的特色优势，营造文化氛围

津南区各基层医疗机构均设置国医堂，体现人文关怀精神。国医堂建筑的色彩结合中国古代建筑风格，选用以桃木色为主基调的古朴、稳重风格，因地制宜，合理搭配，充分展示中医文化丰富内涵，营造浓郁的中医药文化氛围，在优化医院环境形象体系中充分体现中医药文化。持续做好中医药文化的宣传，每年举办有关中医药文化的健康讲座，涉及范围从小学到中学，让更多人能够接触到中医药文化，从中学习到相关知识，应用于生活。课题包括中医"治未病"与养生、中医药防治高血压等。还聘请天津中医药大学第二附属医院专家做健康大讲堂讲座。加强

宣传展板的制作,让中医文化走进百姓家。

(四)加强培训,培养中医药人才

津南区中医医院作为培训基地,每年开展中医适宜技术培训,有针对性地培养区级师资,培养中医优秀骨干,不断提升中医药服务能力和水平。积极组织相关人员参加国家中医药管理局、市卫健委组织的中医药专业技术培训及中医药文化宣传技能培训,不断提高中医药文化宣传水平和能力。经过培训,各基层医疗机构将中医药优势与健康管理结合,以慢性病管理为重点,以"治未病"理念为核心,积极探索提供差异化服务、分类签约、有偿签约等多种签约服务形式,满足居民多层次中医药服务需求。

(五)推进中医药信息化建设

中医馆云平台项目是国家中医药管理局统一部署的中医药系统信息平台应用项目,津南区有 4 家乡镇卫生院纳入中医馆云平台建设项目,国医堂数据网络同天津市中医药数据中心的互联互通,不断推进区内基层国医堂信息化应用水平。积极探索建设津南区智慧医疗平台,加强中医药大数据应用,全面提升中医医院信息系统水平。

四、东丽区

中医药文化是中华民族优秀传统文化的重要组成部分,是中医药学发生发展过程中形成的精神财富和物质形态,东丽区在组织保障、宣传引导、诊疗服务上多措并举,大力弘扬中医诊疗技术,为群众生命健康保驾护航。

(一)树立正确的发展理念

在全国卫生和健康工作会议上,习近平总书记关于发展中医药的重要论述,为传承发展中医药事业提供了根本遵循和行动指南。为落实中央"着力推动中医药振兴发展"的国家战略,东丽区先后制定出台了《东丽区全国基层中医药工作先进单位复审工作实施方案》《东丽区加快推进中医药健康服务发展实施方案(2016—2020 年)》《东丽区贯彻中医药发展战略规划纲要(2016—2030 年)实施方案》,以及《东丽区全国基层中医药工作先进单位复审协调机制方案》《东丽区基层中医药服务能力提升工程"十三五"行动计划实施意见》等一系列推动中医药事业发展的规划意见、方案,将中医药工作纳入全区经济社会发展规划和卫生事业发展规划。在方案指导下,各级医院及社区卫生服务中心迅速行动,东丽区中医医院及9家社区卫生服务中心先后建立中医诊疗中心1个、国医堂7个,国医堂内设有中医诊室、治疗室、理疗室、煎药室,有中医药人员67人,其中中医师47人,中药师20人。本科及以上学历56人,中高级以上职称27人。东丽区政府近3年用于卫生事业发展的经费约为4.2亿元,其中中医药服务经费6500万元,区级中医药服务经费占比连续3年达到14%以上,为推动中医药文化发展提供了坚强的组织、人员、经费保障。经过3年的发展,7所社区卫生服务中心达到示范国医堂标准,其中万新街社区卫生服务中心、华明社区卫生服务中心两家国医堂被评为天津市示范国医堂,2所社区卫生服务中心预计"十三五"内将完成示范国医堂建设,同时在加强中医药服务能力建设中,普及中医适宜技术,在各社区国医堂普遍推广使用针灸、刮痧、拔罐等中医适宜技术。每个社区卫生服务中心能够按照中医药技术规范开展6类以上中医适宜技术,每个社区卫生服务站能够开展4类以上中医适宜技术。

(二)营造良好宣传氛围

党的十九大以来,中医药迎来了前所未有的发展时机,东丽区大力营造浓厚的中医药文化氛围,保护好、传承好、发展好中医药文化。坚持"一院一品"原则,将医院文化建设与总体发展规划相结合,医院及社区卫生服务中心均设置电子大屏幕、宣传栏、宣传橱窗,做到时时播放、定期更换,彰显医院文化特征。办好主题讲座,3年来开展"中医健康大讲堂"活动64场次,组织日常健康咨询及义诊活动80场次,运用中医理论知识,在饮食起居、情志调摄、食疗药膳、运动锻炼等方面,对辖区居民开展养生保健等中医药健康教育,引导广大群众走进中医药,认识中医药,了解和使用中医药知识,让中医中药走进百姓家。

(三)积极推动诊疗服务

服务百姓是中医药文化发展的落脚点,东丽区着力深化中医药健康养老服务,深入挖掘中医药在"治未病"和老年病防治中的独特优势,让中医药服务成为保障健康养老事业的先锋队和主力军。在工作中坚持项目推动与专项服务并重,即大力推动基本公共卫生服务项目及家庭医生签约项目,积极开展中医体质辨识、糖尿病、高血压患者的中医药健康管理。中医药服务人次、基本医疗与公共卫生覆盖率、居民满意度逐年提高,形成服务人民、贴近百姓、方便群众的工作态势。

第三节　远郊五区：入基层建平台，推进纵深发展

一、宝坻区

宝坻区认真推进医疗卫生服务发展，突出抓好中医药工作，将中医药事业纳入了全区经济社会发展总体规划，使其与区域经济同步推进、协调发展。实施中，注重发挥中医药"简便验廉"的特色优势，融入基层卫生服务之中，为群众提供安全、便捷、有效的中医药服务。

（一）坚持政府主导，加快中医药发展步伐

宝坻区将卫生事业作为公共财政重点投入领域，保证经费足额到位，增幅高于当年财政支出增幅，确保人均公共卫生服务费逐年提高。截至 2016 年底，总投资 9500 万元实施了基层医院 30 家国医堂中医特色诊区基础建设，中医服务人次、基本医疗与公共卫生覆盖率、居民满意度及业务、医疗等各项可比指标逐年上升。新建了宝坻区中医医院住院楼、钰华医院、黄庄卫生院和安康医院，实施了村卫生室标准化建设等，为中医药融入基层卫生服务提供了基础保障。通过加大投入，基层医院、卫生院全部配齐了针灸、刮痧、拔罐等中医药诊疗设备，中高档设备和中医药适宜设备的拥有率、普及率和使用率显著提升，针灸、拔罐、微波、中频治疗等中医药技术在基层医院得到普遍应用，中医药服务能力进一步加强。

（二）坚持服务基层，扩大中医药服务领域

1. 覆盖全区的中医药服务网络基本建立。在已有农村卫生服务三级网络的基础上，建立了以区中医医院为区中医药指导中心的工作机制，形成了以区中医医院为龙头、基层医院卫生院国医堂为主体、村卫生室为网底，覆盖全区的中医药卫生服务网络。

一是区中医医院龙头作用得到充分发挥。区中医医院为二级甲等医院，占地面积 15 885.2 平方米，建筑总面积 27 503.47 平方米，床位 401 张，承担着本区人口 40% 以上的常见病和多发病的治疗。医院目前已建成天津市中医重点专科 3 个，即脑病、肺病、肛肠科。中医综合治疗区开展治疗项目 60 项，中医适宜技术开

展 45 项。近年来多次获批天津市卫健委中医、中西医结合课题,已结题 5 项,目前在研 4 项。每年获批天津市继续医学教育项目 8 项。共获得国家专利 28 项。中医医院始终坚持中医为主、中西医并进的发展思路,重视中医药特色与优势发展,充分发挥中医药在重点专科和特色专科上的优势,努力提高专科疾病诊治能力和水平。依托中医药优势,在基层医院卫生院和村卫生服务站推广中医适宜技术。近 5 年来为基层医疗卫生单位培训中医药人员 960 余人、乡村医生 4000 余人。融入京津冀一体化发展,拟与北京中医院建立合作关系,同时与街镇医院、卫生院成立医联体,做好分级诊疗工作,带动区域中医药事业的发展。二是街镇医院、卫生院为网底功能不断加强。经过 3 年的努力,2015—2016 年钰华医院国医堂、宝平医院国医堂、林亭口医院国医堂、八门城医院国医堂获市级标准化国医堂称号,海滨医院国医堂获市级特色突出国医堂称号。2017 年底前完成了 24 家国医堂服务能力提升工作。积极开展中医适宜技术的推广和培训,使中医适宜技术在基层得到广泛应用,在维护群众健康中发挥出重要作用。中医药工作提质提速走入健康发展轨道。三是中医药科普宣传和健康教育活动深入农村。通过组织中医药专家深入国医堂,村卫生服务站通过义诊咨询、健康教育宣传等形式,积极倡导健康的生活方式,宣传中医药在常见病、慢性病中的防治和保健作用,使得群众健康意识不断增强,对中医药的认知度和知晓率也进一步提高。

2. 中医服务的两个平台建设构建完成。一是"治未病"理念作用突显。将"治未病"理念引入农村卫生服务,为居民提供富有中医特色的预防保健服务。基层医院卫生院提倡采用费用相对低廉的中医适宜技术开展慢性病管理,将中医药防治高血压、糖尿病的理论与养生保健、食疗药膳、传统体育等服务项目融入患者的管理,通过对慢性病患者的行为干预及健康教育,使病情得到有效控制。二是"治已病"医疗运转高效。31 家基层医院卫生院均开设了中医诊室,设置了中药房,中药饮片调剂设备,中药熏蒸按摩机,自动煎药机,腰椎、颈椎牵引器,针灸电针仪,多功能微波治疗仪,电脑中频治疗仪及红外理疗仪等常用中医药诊疗和康复理疗设备得到普遍使用。按照要求开展各级各类岗位培训和实践技能培训,分别开设了针灸、推拿、拔罐、敷贴、刮痧、熏洗、穴位注射、热熨、导引等 20 项以上的中医诊疗项目,并均能为辖区居民提供 300 种以上中药饮片和煎药服务。村卫生室全部能够提供常用中成药和简单的中医适宜技术服务,极大提高了农村基层卫生服务能力。中医诊疗居民知晓率、满意率达到 90% 以上。

3.中西医结合的医疗队伍素质逐年提高。在加强现有专业人员培养的同时，创新人才培养引进机制，积极组织参加市级中医中药培训，选派青年骨干到三级甲等医院定向进修，中高级医生下基层把关坐诊传帮带，使基层医疗专业人员的技术结构进一步优化，医疗水平明显提升。有效引导中医师重温中医经典，提高临床诊疗技能；积极开展"西学中"活动，激发西医医师学习、运用中医药知识的主动性；大力普及中医药临床知识，扩大中医技术应用覆盖面，加强中西医结合的应用，推动中医药植根基层、服务居民。组织基层医务人员开展中医药知识和适宜技术培训，发放《基层中医药适宜技术手册》，指导临床工作，规范诊疗操作，大大提高了中医适宜技术应用覆盖面。

（三）坚持中医特色，推动中医药纵深发展

以中医药特色服务惠及百姓。服务行为上，坚持主动服务、特色服务，突出连续性、广泛性。服务模式上，坚持优势互补，建立基层医院与区中医医院双向转诊制度，努力实现"小病在社区、大病进医院、康复回社区"的服务模式。

1.突出内涵建设，实施特色诊疗。中医药卫生服务以辖区常见病、慢性病为重点，以中医适宜技术应用为手段，为居民提供融中医药于"医疗、预防、保健、康复、健康教育和计划生育技术"的综合性基层卫生服务。各基层医院、卫生院充分发挥中医药特色和优势，积极开展各种中医药卫生服务，不断强化内涵建设，建立管理标准，形成业务指导具体、培训内容多样、特色服务突出、考核标准统一的发展模式，使中医药在防病、治病、提高群众健康水平中发挥重要作用。

2.扩大服务范围，提升服务质量。积极组织中医专家到基层医院、卫生院进行业务指导、开展疑难病的诊治、推广中医适宜技术活动。组织副主任医师，聘请离退休中医专家到基层医院、卫生院机构出诊，进行业务指导，让农村居民足不出户即可享受高级医师的服务。在区中医医院与基层医院、卫生院建立专家巡诊和双向转诊制度，积极探索建立二级医院支持基层的新模式，不断扩大服务范围和项目。

3.营造中医药文化氛围，推进国医堂建设。全区30家基层医院、卫生院建设中医药特色诊区国医堂。注重国粹文化，国医堂突出现代中医理念，形成统一设计、特色各异的建筑风格、科室布局、设施设备、装饰装修和文化氛围，和谐温馨与人性化的服务模式，为患者提供良好的诊疗环境。

二、静海区

为推动辖区中医药文化事业发展,静海区积极推进中医药文化宣传,提升民众健康素养,使中医药的特色优势转化为现实价值。

(一)鼓励中医医院发展特色文化,展示医院风采

静海区中医医院院徽以中国(CHINA)的英文首写字母"C"作为视觉基础元素,勾画出了一条不断向上盘旋的龙,并结合中国传统医学上的针灸造型,巧妙地构成了汉字"中"的造型,下端的蓝色图形又似捣药的研钵,形象而又生动地刻画出了静海区中医医院全新形象,外围的杏叶代表杏林春暖,造型时尚而又具有国际化的视觉审美特征,展现出了一所现代化中医医院的形象。

(二)注重发挥中医医院的技术指导作用,开展中医特色健康管理

利用天津市社区卫生服务信息系统,为65岁以上居民提供融中医体制辨识、养生调理于一体的中医药养生保健服务,并对0～3岁儿童进行中医健康指导,2017年65岁以上老年人中医体质辨识率为52.72%,0～3岁儿童中医健康指导率为60.75%,均完成考核指标;2018年老年人和儿童中医药健康管理率分别为56.26%和66.42%。2020年此项工作有序开展,年底完成了考核指标。

(三)依托中医药材种植,普及中医药知识

依托静海区林海循环经济示范区中草药种植基地,种植中药面积2000亩(133.33公顷),种植药材包括板蓝根、瞿麦、射干等,同时积极引进中药材品种,试验栽植了蒲公英、黄芪、天南星等药食兼用的中药材30亩(2公顷)。目前结合园区发展林下经济和生态农业的现状,通过与多所大专院校合作,正积极推进建设以中药材为主题的科普教育和学生实践基地。

(四)通过科普宣传讲座,加强中医药文化宣传队伍建设

开展中医健康生活知识讲座,走进校园、社区,集中展示中医药悠久的历史和文化,特别是传统中医药在治疗常见病、多发病、疑难杂症等方面的独特疗效,让群众更多地了解中医药知识,使百姓了解中医、感受中医,让中医药惠及普通

人。2017—2019 年累计巡回讲座 10 余场次,累计受益群众达 1000 人。为全区 18 个乡镇基层卫生院医务人员和乡医开展中医适宜技术培训 48 期,培训内容为中医适宜技术推广项目中的耳穴疗法及中成药的应用,复习温灸、拔罐、刮痧、隔物灸、小儿推拿等内容,要求全部掌握 3 项适宜技术,共 2796 人参加培训。

(五)开展义诊和帮扶活动

2017—2019 年,区中医医院组织院内外大型义诊活动 4 次,派出业务骨干 25 人,累计服务 350 人次,发放材料 300 余份(套),免费检查心电图 22 人次,免除诊疗费等费用 2000 余元。组织医疗专家为唐官屯镇二街村民开展义诊活动,服务村民 200 余人次,发放健康指导宣传材料 300 余份,减免诊查费 4000 余元。认真部署开展对口帮扶工作,派出中高级卫生专业技术人员到甘肃省镇原县开展技术帮扶工作,带教当地中医院医生,推动胸痛中心建设,派出短期医疗援助团队针对性地对镇原县中医医院进行技术指导,开展专题讲座、会诊、义诊、健康扶贫等工作,接收受援地区 10 余名医务人员来区中医医院进修学习。

(六)鼓励中医医师进行学术研究,提高知识水平

3 年来区中医医院共计 4 人次发表论文 4 篇,分别发表在《内蒙古中医药》《中国处方药》《继续医学教育》专业期刊,论文题目为《中西医治疗痤疮概况》《烧伤后早期瘢痕畸形修复治疗的应用进展》《烧伤局部创面不显性失水的临床研究》《浅析儿童烧伤原因及对策》。

三、蓟州区

蓟州区围绕"健康蓟州"建设目标,大力开展中医药文化建设和中医药技术应用推广工作,充分发挥中医药"简便验廉"的优势。

(一)将开展中医药文化建设融入"健康蓟州"等重点工程

按照《蓟县卫生计生事业发展"十三五"规划》,将大力发展中医药文化建设和中医药应用推广工作纳入"健康蓟州"建设之中,坚持政府主导,多部门协作,建立中医药健康文化推进保障机制,打造中医药健康文化推广平台。有针对性地做好中医药文化宣传和中医药技术应用推广工作,逐步实现从"治已病"向"治未病"的

转变。2018年通过全国农村中医药工作先进单位复审,区内居民中医药文化素养不断提升。

蓟州区中医医院迁址新建作为2018—2019年蓟州区20项民心工程之一。按照三级医院标准,建造了一座具有中国园林特色、突显中医药文化、复古装饰风格的中医医院。以中医"治未病"为主要方向,重点发展中医适宜技术、中药制剂、医养结合、康复保健、中医肾病学科等。

(二)创新中医药文化理念宣传手段,全区覆盖式传播

一是建设中医药文化宣传基地,把蓟州区中医医院作为区中医药文化宣传教育基地,发挥了中医药文化宣传与科普宣教示范作用,利用多种形式传播中医药文化,在蓟州区电视台开办专题中医药文化宣传栏目《养生之道》4期和《走进中医》65期,利用媒体传播中医养生知识。二是强化中医药文化下乡义诊活动,以区中医医院为龙头,带动30家乡镇中心卫生院开展义诊活动,将中医药养生防病知识普及到基层。三是充分发挥家庭医生的作用,借助家庭医生和签约人群的紧密关系,建立家医服务群、健康养生群,充分利用网络手段宣传中医药文化,使中医药文化与居民生活深度融合。四是积极开展"中医药文化巡演"活动,每季度均开展中医药服务进社区、进农村、进家庭活动,普及中医药防病、养生及食疗常识,进一步弘扬中医药传统文化。

(三)充分发挥基层国医堂的特色优势,做好中医药文化宣传

一是加强中医药文化氛围建设,区内30家基层医疗机构国医堂全部实施了中央转移支付资金支持的国医堂服务能力建设项目,进一步提升、改造基层国医堂诊疗环境,装修风格和家具样式突出传统特点,整体环境古朴厚重,中医药文化特色鲜明。二是加强中医药文化知识角建设,在全区30家基层国医堂中广泛设置中医药健康文化知识角,通过视频、展板、书籍、宣传册等多种形式,向基层群众宣传普及中医药健康文化知识。三是加强中医药健康管理,将中医药优势和健康管理结合起来,把老年人、儿童健康管理作为工作重点,做好重点人群及家属的中医药文化宣传。

(四)建立中医药文化传播团队,培养专业人才

一是组建蓟州区中医药文化传播团队,充分发挥区中医医院在辖区内的龙头

作用,组建了6支业务素质较高、思想作风过硬的中医药文化宣传队伍,涵盖了中医内科、针灸科、推拿科、中医肛肠科、中医肾病科、中医妇科、中医护理等专业,确保中医药文化宣传工作有序开展。二是加强中医药文化人才培养,积极组织相关人员参加国家、市卫健委组织的中医专业技术培训和中医药文化宣传活动,大力推广区级中医适宜技术培训,从针刺、灸法、推拿、中药煎煮、中药饮片鉴别等方面不断提高中医药服务水平,提升中医药文化宣传水平。

今后将进一步发挥区中医医院和基层医疗机构国医堂的中医药文化传播基地作用,依托网站、电视台、报纸、微博、微信传播中医药文化知识,弘扬中医药文化,深入开展中医药健康文化进社区、进农村、进家庭、进校园活动,提高居民中医健康文化素养,推动全区中医药事业健康发展。

四、宁河区

为弘扬中医药文化,推广中医药"简便验廉"的独特优势和"治未病"效果,宁河区多管齐下,持续在中医药文化宣传的深度和广度上发力,积极营造立体式宣传氛围。

(一)政府主导,提升中医药文化人群受众率

宁河区委、区政府高度重视中医文化传承,多次对发展宁河区中医药工作做出批示。2017年12月区政府牵头组织了全区处级干部中医药知识大讲堂活动,聘请国务院特殊津贴专家赵建国主任医师为全区领导干部进行授课,教授与会人员运用中医药文化调解心理情志等。区人大、区政协也经常性深入基层,实地调研中医药工作进展情况和《中医药法》贯彻落实情况,监督和推进中医药工作依法推进和落实。

(二)传媒搭台,提高中医药文化普及度

宁河区卫健委为提高中医药文化在区内的普及率和认可度,精心谋划,与区新闻中心密切合作,打造《健康宁河》栏目。双方利用各自优势发挥宣传主阵地作用,使中医药知识理念扎根基层。

区卫健委充分利用"健康大讲堂"活动,聘请区内外名医名家,向辖区居民介绍中医养生、保健知识,推介艾灸、拔罐、推拿等各类中医适宜技术,宣传中医"治未病"理念,得到百姓普遍认可。

(三)科普宣传,使中医药文化落地生根

2017 年《中医药法》颁布后,开展了一系列中医药文化宣传活动。2019 年 7 月 30 日,为深入贯彻落实健康中国行动,紧紧抓住中医药发展大好机遇,营造宁河区中医药发展良好氛围,使中医药更好地为维护人民群众健康服务,区卫健委联合宁河区中医医院开展"弘扬中医传统文化,提高居民健康素养"中医科普宣传主题活动。活动过程中有中医主任现场讲解中医养生知识、中药人员宣传药食同源养生小常识,同时结合高温季节,发放防暑降温中药代茶饮、中医养生手册等物品,旨在引领广大群众走进中医药、认识中医药、使用中医药、支持中医药,并为全区居民提供正确、科学、安全的中医药知识。

(四)开展中医健教活动,使中医药文化遍地开花

充分发挥医疗机构国医堂作用,结合中医健康管理工作,开展中医健教活动。各机构将中医健教工作与中医诊疗、公共卫生项目有机结合,加深民众对中医药服务内容的认识和了解。区中医医院利用内墙喷涂中医传统五禽戏图案、门诊大厅设置中药饮片展示柜等形式开展中医药文化宣传活动。各基层医疗机构利用国医堂走廊悬挂中医文化宣传画、利用科普宣传栏定期更换中医养生保健知识。区卫健委印制中医养生保健宣传单、养生手册等,通过各基层医院及各种活动发放、宣传中医药文化知识。

五、武清区

近年来武清区卫健委在全区范围内积极推进中医药文化宣传工作,具体内容如下。

1. 将推动中医药文化建设工作纳入武清区基层中医药服务能力提升工程"十三五"行动计划。

2. 积极推进中医药健康管理,督促各医院做好有关 0～3 岁儿童和 65 岁以上老年人的中医健康教育工作。

3. 建设中医药健康文化知识角。2019 年区财政投入 58 万元,在全区 28 家基层国医堂中广泛设置中医药健康文化知识角,通过视频、展板、海报、书籍、宣传册等多种形式,向基层群众宣传普及中医药健康文化知识。

4. 积极开展中医药健康文化宣传活动。2017 年依托武清区中医医院,组建

10 名中医专家组成的讲师队伍在老年大学举办讲座,普及中医药防病、养生及食疗知识,受到当地百姓的推崇,进一步弘扬了中医文化。2020 年依托各基层医疗机构国医堂开展了以"传播中医药健康文化,提升民众健康素养"为主题的中医药文化宣传活动。面向全区居民宣传普及中医药文化和健康科普知识,促进健康生活习惯养成,提升中医药文化素养,营造中医药事业健康发展的良好社会氛围。

5. 传播中医药健康文化理念,加强中医药文化宣传教育基地建设。武清区中医医院作为全区中医药文化宣传教育基地,发挥了中医药文化宣传与科普宣教示范作用,利用多种形式传播中医药文化,在电视台开办中医药文化专题宣传栏目《杏林之声》,利用新媒体传播中医养生知识,并与区图书馆合作,以《潞河讲堂》栏目为载体,面向全区广大群众,陆续派遣 20 余名院内中医养生保健专家举办讲座。

6. 组织开展各种义诊活动。以区中医医院为龙头,带动各基层医疗机构组织开展义诊活动,将中医药养生防病知识普及到基层。

武清区将继续加强中医药文化宣传教育,依托网站、电视台、报纸,以及新媒体(微信公众号、微博)传播中医药文化,弘扬中医药文化知识,深入开展中医药健康文化进校园、进基层活动,提高民众中医药健康文化素养,推动中医事业健康发展。

第四节　滨海新区：滨城密织网络，立体传播中医

为展示中医药特色优势，传播中医药健康文化知识，营造中医药事业发展良好氛围，引导人民群众养成健康生活习惯，自2017—2019年间，滨海新区开展了中医药健康文化推进行动，在全区范围内举办了形式多样的中医药健康文化知识传播活动。

一、建班子，明分工，落实工作方案

中医药健康文化推进行动旨在增进社会对中医药核心价值理念的认知和认同，促进民众养成健康的生活习惯，并建立中医药健康文化传播体系和机制。滨海新区卫健委高度重视此项工作，按照国家中医药管理局印发的《中医中药中国行——中医药健康文化推进行动实施方案（2016—2020年）》（国中医药办发〔2016〕43号）要求，坚持"以人为本，政府主导，动员社会广泛参与"的原则，明确分工，上下联动，以区属政府办的三家中医医院为主力，督促成立医院中医药文化建设领导小组，将有关任务纳入相应工作规划和计划，明确工作目标，制定实施方案，注重落实，强化监督，扩大中医药社会影响，使中医药更好地惠及民生。

二、造平台，拓途径，扩大传播范围

（一）建设中医药健康文化知识角

区属中医医院、综合医院积极开展中医药健康知识宣传，设置健康教育橱窗、院内中医文化长廊，采用展牌、宣传册、健康讲座、义诊咨询等形式宣传中医药特色优势。各社区卫生服务中心，利用中心、站、村卫生室的宣传栏定期发布中医药健康知识，并深入社区向社区居民和村民宣传中医健康养生知识。

（二）实施中医药新媒体建设工程

各区中医医院开通医院微信公众号宣传中医药健康知识，其中滨海新区中医医院通过医院官网及公众号定期宣传中医二十四节气养生知识，微信公众号关注人群有6000余人。

（三）成立中医药文化科普媒体传播联盟

从改革、管理、临床不同侧面发掘亮点，通过报纸、视频、网络、微信等途径立体化推进宣传。2018 年 4 月，滨海新区中医医院与滨海电视台合作制作 26 期电视栏目《滨海国医堂》，院内 20 余名主任医师参加节目录制。以"弘扬国医国学、传播养生之道"为宗旨，展示"国医国学"，贴近"养生民生"。从日常生活中的健康问题出发，分析病症、病因，找出疾病与日常生活、饮食习惯的关系，并给出防病、治病的方法。栏目秉承传统医学理论，根据中国传统养生学"天人合一"的指导思想，按照二十四节气来安排节目内容，既系统介绍了中国传统医学知识，又有针对性地展示养生文化、介绍实用养生方法。

三、入基层，多形式，传播文化理念

（一）坚持开展中医药文化科普巡讲活动、定期义诊

每年利用"三八妇女节""六一儿童节""全国残疾预防日"等重要纪念日和卫生宣传日，滨海新区卫健委组织专家举办中医药知识宣讲进乡村、进社区、进学校、进家庭，深入街道、社区、学校、工地开展"关注妇女，心系健康""关爱儿童，给孩子一个健康的童年"等主题的健康宣传月活动，通过义诊咨询、健康讲座等多种形式大力宣传中医健康知识、防病常识，以及不同生理阶段身体、心理变化规律，中医专家与百姓面对面，现场解答互动，使普通家庭能够获得科学、正确的中医药科普知识，掌握简易的自我保健方法，逐步得到了群众的认可，已成为地区传播中医药科普文化的载体。

（二）实施中医药文化进校园活动

2018 年 6 月，滨海新区中医医院开展"校园携手，呵护健康"医学知识大讲堂，给孩子们讲解了拔罐、刮痧、艾灸、香佩疗法等中医治疗的常识，告诉孩子们如何用这些简便有效的小方法治疗疾病，并且请小朋友上台亲自感受中医治疗的神奇效果，让孩子们了解了火罐、针灸、艾灸、香囊等中医手段的治病原理。

四、育人才，跨部门，建立保障机制

（一）建立中医药健康文化素养监测机制

按照市卫健委有关部署，认真组织开展中医药健康文化素养调查，了解全区

中医药健康文化知识普及情况,评价中医药健康文化素养水平,形成对我区中医药健康文化素养水平的持续跟踪和分析,为中医药健康文化的推广提供数据支撑。

(二)建立健全中医药文化人才培养机制

开展滨海新区"名中医"的评选工作,建设名中医工作室,做好名中医学术思想和临床经验的传承与创新,系统总结名中医的学术经验,发挥中医药特色优势,培养高层次中医临床人才,提高医院整体学术水平。同时在开展中医药健康教育的过程中大力培养中医药文化科普人才,造就一支能力强、水平高、受欢迎的科普宣传队伍。

(三)建立部门联合工作机制

为向滨海新区的群众提供更为优质的中医药医疗服务,探索建立中医医联体,发挥中医药特色优势,滨海新区中医医院与北京中医药大学东方医院、中国中医科学院广安门医院合作共同启动,金哲、林兰名老中医学术经验传承推广项目落户滨海新区中医医院,4名医师以师带徒的师承方式接受学习教育。2019年7月滨海新区中医医院国医堂开诊,并与天津中医药大学第二附属医院签署医联体协议,推动天津中医药大学各大附属医院专家来滨海新区中医医院出诊。汉沽中医医院与寨上街朝阳社区卫生服务中心组成医联体,同时与枫叶正红养老院达成合作,为老年人提供中医健康服务。

第三章 天津大型中医医疗机构文化建设各具特色

天津大型中医医疗机构的中医药文化建设集中在以中医为核心中心城区的三级甲等医院,包括天津市中医药研究院附属医院、天津市中西医结合医院·南开医院、天津中医药大学第一附属医院和天津中医药大学第二附属医院。各大医院均积极开展弘扬中医药文化的活动,涉及日常宣传、实体展馆建设、媒体合作、历史传承和对外传播等诸多方面,取得了一系列的成果,提升了中医药文化的社会影响力。

一、天津市中医药研究院附属医院

天津市中医药研究院附属医院(简称"中研院")是天津市区域医疗卫生中心、国家中医药管理局中医药文化宣传教育基地,承担预防、医疗、保健,以及中医药研发、处方筛选、中医适宜技术推广等工作。在发扬中医药文化方面,中研院不仅在日常工作中注重文化宣传,还积极与媒体合作,制作宣传节目,并创立了"津门医粹"中医药文化博物馆。

(一)创立并经营"津门医粹"中医药文化博物馆

为更好地传承和发扬中医药优秀文化,促进中医药事业继承与发展,中研院于2011年开始建设"津门医粹"中医药文化博物馆,并于2012年4月通过国家中医药管理局领导和专家的审核评估,确定成为全国中医药文化宣传教育基地。

"津门医粹"中医药文化博物馆坐落在天津市中医药研究院附属医院一楼门诊大厅,已建成的有"津门医粹"主展厅和"百草堂"展厅两部分,目前已建成一个布局合理,物、图、文、声、光、电并茂,特色突出的中医药文化宣传科普教育展厅。主展厅面积约1000平方米,配以展品1000余件,展牌1000余块。

主展厅展示了津门中医药发展简史,以及清朝、民国时期200多位医家的简介。其中详细介绍了14位津门名医的生平、著作及学术思想。馆内陈列了历代中医药器具、中草药标本及珍贵药材、中医药书籍报刊、近代名医方医案、中医药方单等。展柜中集中展示了从新石器时期到近现代的中医药文物,如骨针、青铜刀具、手术器械、串铃、药鼓、杵臼、乳钵、青花药瓶等,以及中医名家著作,重点反映了

5000 年来中医药学发展的史实和主要成就。

"百草堂"是"津门医粹"的分展厅,坐落于主展厅西侧,收藏中药标本和中成药 500 余件,院内制剂类等 16 类、147 种中药,以及肾衰排毒胶囊、补肾止血胶囊、补肾生血胶囊、疏肝活血胶囊、皮炎颗粒、牛皮癣颗粒、治疗脾胃病的制剂等 10 余种,并配以标牌将每一种中药标本的药性、特点及煎煮方法一一罗列,真正提高了公众对中医药的了解。

中医药文化走廊"百草园"是医院中医药文化宣传的延伸,种植了各种中药植物 30 余种,包括金银花、枸杞、杜仲、山楂等,与门诊大厅内的博物馆形成了很好的呼应。此外,为突出中医药文化特色,做好中医药知识科普宣传,医院在门诊和病区的大厅、走廊、候诊区、护理站、办公区域等都采用了含有中医药元素的陈设及装饰,包括一些浮雕、塑像等,营造了浓郁的中医药文化氛围。

中研院充分利用地理位置优势,与毗邻的天津鼓楼、古文化街、商业中心、估衣街、大胡同遥相呼应,形成了一个集旅游、购物、中医药文化宣传、医疗服务为一体的具有浓郁传统文化氛围的商圈。参观者人数众多,取得了一定的社会影响力,得到了更多的支持。2014 年"津门医粹"中医药文化博物馆被纳入天津市科普项目。2017 年在天津市人民政府承办的金砖国家卫生部长会暨传统医药高级别会议上,由天津市中医药研究院"津门医粹"中医药文化博物馆承办了传统医药展,为展览提供珍贵药用植物标本 98 种、中医药文物展品 200 余件,古籍文献 100 余册,将简短的医史文字介绍和古籍文献、文物、照片整合在一起,图文并茂地展示了中华民族传统医学 5000 年的发展史实和主要成就,以及天津几百年来灿烂辉煌的中医药文化历史。

博物馆每年接待来自美国西北健康大学针灸学院专家学者千余人次,并组织来自荷兰、日本、马来西亚等国代表参观交流,将中医药文化精髓传播海外,提高了中医药的国际影响力,得到了社会的一致好评。

(二)积极组织和开展中医药文化宣传的日常活动

1. 定期组织中医药文化知识讲解员培训。一方面培养中医药文化讲解人员在中医药文化知识传播过程中的表达能力与交流技巧,增强推广效果;另一方面提高中医药知识讲解人员和非专业人士积极参与中医药文化科普活动的积极性,以科普知识讲座和健康知识咨询等形式进行中医药知识科普宣传。

2. 以中医药科普为主题,在市内开展多场大型科普活动,包括参加"中医中药中国行"、市科技周大型活动,组织中医药文化宣传走进天津大学、中医药文化科普宣传巡讲等活动,并以照片、视频等形式对活动实施过程进行保存。

3.经过选拔推荐,组建成立60人的中医药文化科普宣讲团,其中23人被评选为天津市中医药文化科普巡讲团成员,成为传播中医药文化与宣传中医药科普知识的骨干队伍。组织实施了中医药文化科普知识巡讲,邀请专家讲授中医养生与科普知识。

4.通过多种形式开展中医药文化惠民月活动。连续三届参加"中医中药中国行——中医药健康文化惠民月"活动。2018年7月1日,天津市第三届"中医药健康文化惠民月暨中医药普法宣传"活动启动仪式在天津市中医药研究院附属医院隆重举行。启动仪式上由天津市卫生和计划生育委员会与波兰欧亚商业教育基金会签署了"基于'一带一路'合作下关于中医药文化传播与发展的合作备忘录";全国中医药文化宣传教育基地——"津门医粹"中医药文化博物馆"中药学史暨中医药古籍文物展"揭幕;来自天津市中医药研究院附属医院的医护人员表演了精彩的养生操和太极扇。活动同期举办了《中医药法》主题讲座、中医药在身边、中药材辨识、膏方演示和大型专家义诊咨询等形式多样的中医药文化科普宣传活动。

活动期间,组织30多位各学科专家,为市民患者提供常见病、多发病健康咨询。在"百草堂"展区举办"药食同源"养生保健科普宣传,展出丁香、肉桂、草果、砂仁、西洋参、阿胶等中药饮片200余种,药学专家和中药鉴别师以通俗易懂的语言介绍中药药食同源知识及合理使用中药保健知识,展出和发放各种展牌、横幅及宣教科普资料数千册。每天上午在"津门医粹"和"百草堂"前举办"健康大家讲"医师科普讲座,为市民普及中医科普知识和保健常识。

(三)与媒体合作,通过电视节目与书刊宣传中医药文化

在科普方面,中研院聘请名中医专家作为科学顾问,策划制作了"五脏养生""春季养生"等多部电视宣传片及多种宣传制品,并对宣传内容进行指导审核,确保科普宣传工作的开展与传播的科学严谨性。基地制作了一批中医药文化科普精品,其中包括"认识老年痴呆""冬春季节常见呼吸道疾病预防"等电视宣传片,中医药文化科普知识系列宣传单,"津门医粹博物馆"院报专刊等。利用微信、网站等新媒体,开设"国医大师""名医讲堂""中药知多少"等中医药文化专栏,以图文并茂的形式,力求生动诠释中医药文化的精髓与内涵。此外,还组织编写了"津门医粹"中医药文化博物馆宣传小册子,以图文并茂的方式,将近百种中医药保健养

生常识如"如何煎煮中药""中药泡茶常服有害"等印制成小手册，免费向群众发放。

在传承中医药历史资料方面，中研院整理出版了《天津市中医药研究院馆藏药用植物标本图谱》，挖掘利用医院药用植物标本，著书立言。这些标本采集制作的时间从 20 世纪 50 年代至 90 年代，历经几代人的辛勤工作保存至今，实属珍贵。历时 2 年，通过对这批标本进行整理，建立数据库，建立了药用植物标本室，按科分类进行排列。《天津市中医药研究院馆藏药用植物标本图谱》共收录药用植物标本 760 种，是一部通俗易懂的、可供科研人员、教学人员、中西药学工作者等专业人员，以及广大中草药爱好者学习、参考的工具书。

此外，中研院还出版了院报，并在院报中开设中医药文化宣传专版。《天津市中医药研究院附属医院院报》为全国优秀医院报刊，开设的基地中医药文化宣传专版已连续出版 32 期，集中展示宣传了"津门医粹"中医药文化博物馆的相关内容，同时注重对中医药文化知识、中医药文化遗迹、中医药文化历史等方面的宣传与普及。

二、天津市中西医结合医院·南开医院

天津市中西医结合医院·南开医院（简称"南开医院"）是一所以中西医结合为主要特色，以中西医结合临床外科为龙头学科，各学科门类齐全的三级甲等综合性医院。在中医文化宣传中，南开医院立足于中西医结合，广泛开展各类活动，并依托国医大师吴咸中院士及其事迹，向民众普及中医药的原理与文化。

（一）国医大师吴咸中院士事迹展馆的建立与建设

国医大师吴咸中院士事迹展馆坐落于南开医院门诊 4 楼大厅，面积 400 余平方米，展出了吴咸中院士具有代表性的 200 余张照片，文字 1.5 万余字、各类实物 20 余件，生动地展示了在党和国家领导人的号召和支持下，我国中西医结合事业第一代开拓者的创业历程、累累硕果、人才建设和未来发展。

依托吴咸中院士事迹展馆，南开医院开展了"吴咸中大讲堂进社区"活动和"吴咸中院士展馆开放日"主题活动。前者在宣传中医文化的同时定期组织院外义诊，力求将中医诊病和中医文化宣传结合起来。2017 年以来，共计组织义诊 10 余次，推动中医药进社区、进乡村、进家庭，深入百姓生活，让群众感受传统中医药的魅力。后者则以组织和接待社会团体的参观为主，先后接待南开区万兴街玉泉

里社区党群服务中心、兴南街五马路社区党群服务中心等社会团体及来宾参访,使社会各界全面了解南开医院 70 年中西医结合事业及我国中西医结合医学的发展历程,向广大民众普及中医药的精神和文化,使民众进一步了解中医药文化,认识中西医结合。

(二)开展多种多样的中医药文化宣传日常活动

1. 举办天津市南开医院中医药健康文化惠民咨询活动。以中西医结合治疗疾病为主体,肝胆胰专科、脾胃病专科、肿瘤专科、呼吸专科、心血管专科、中医专科等多专科进行义诊,为市民提供常见病、多发病健康咨询,引导群众科学就医,宣传中医药特色优势,传播中医药优秀文化。

2. 开展中医药"膏方节"和"药食同源"科普咨询活动。由专业药师及工作人员向前来咨询的患者分别展示阿胶膏、鹿角胶等药食同源食材及补益解暑茶饮的功效,并为市民现场配制补益调理膏方,解答中医药科普知识,从而使市民更深层次地了解中医药在日常生活中不仅有治病的功效,更兼具预防保健的功能,体现了中医"治未病"的独特魅力。

3. 各专科围绕诊疗特色,从改善医疗服务、提供高品质传统中医药诊治入手,开展"三伏贴""三九贴"活动。在前期精心设计基础上,挖掘传承,推广以"脐灸"为特色的灸疗项目和以穴位贴敷为代表的外治疗法,深受群众好评。

4. 开展"中医中药中国行"进社区活动。南开医院巡讲专家队走进兴南街源德里社区卫生服务中心、万兴街东南社区卫生服务中心等,讲解中医药养生保健知识,发放宣传品,赠送保健读物。

5. 提升中医药服务能力。建立了精标饮片药房及颗粒剂药房,提高医院中药饮片和颗粒的质量水平,突出中医药特色,发挥中医药优势,加强中医药传承与创新学科建设。

6. 在《中医药法》颁布实施之际,南开医院除开展一系列普法宣传活动以外,还通过院内外展示、自媒体发布等形式,对《中医药法》做好宣传、解读。

(三)立足本院特色,推广"西医学中医"活动

南开医院根据自身特色,一直致力于完善"西医学中医,中医学经典"的制度,加强高层次中西医结合人才培养,为天津市中西医结合事业持续发展培养中西医结合临床基础研究骨干。2017 年至今,南开医院与天津市中西医结合学会、天津

市中西医结合研究院共同举办了"西学中基础班""西学中经典提高班""中医经典提高班"等系列西学中课程。课程于每年4月开班，每班培训为期一年，安排了40余场专家讲座，至今已开展了3期，总计培养学员达400余人。其中基础班主要为满足广大中医、中西医结合从业人员对中医理论的系统学习，主要开设中医基础理论的学习课程。经典提高班主要对有一定理论基础的学员，开展《黄帝内经》《伤寒论》《金匮要略》《温病学》中医四大经典著作的讲解。除了理论知识的学习，课程还加入了大量的病例讨论，特别是专门聘请了大量在中医领域有卓越贡献的专家作为授课讲师，如张大宁教授、王玉兴教授、张国骏教授、宋俊生教授、袁红霞教授等国内知名专家。他们在课堂上将自己在日常出诊工作中遇到并收集整理的典型病例一一分析，与学员一同分享。

通过"西医学中医、中医学经典"培训班的建立，越来越多的医务工作者特别是西医大夫，系统地学习了中医学基础知识，在临床工作中，增强了"整体观念"。以前很多西医解释不了的症状都在中医的辨证论治中找到答案，不但自己明白了病机，也让患者及其家属了解了中医，并带动身边人了解中医文化，使越来越多的人受益。同时更多的医生运用中西医结合方法，在诊治患者的过程中具有了更宽广的思路，由原来的一条腿走路变成两条腿走路，在科研工作上也获得了更大的发展空间。

（四）依托名中医工作室，组织学术活动，传承中医文化

南开医院依托院内名中医及其工作室，建立开放的中医药文化体系。以建立名中医工作室为载体，加强名中医学术思想和临床经验的传承与创新，通过整理、总结、继承、发扬和创新名老中医的学术经验，全面实施中医药的继承、发展、创新工作，促进中医药事业发展。相继建立袁红霞教授名中医工作室、天津市级非物质文化遗产代表性项目刘明钧荀氏经筋推拿点穴法传承工作室。

在中医药文化学术活动上，南开医院先后组织开展了"纪念毛泽东同志西医学习中医批示六十周年天津中西医结合传承与创新论坛"、承办天津首届"金方论坛"，国医大师吴咸中院士、国医大师刘敏如教授，"北京四大名医"之一施今墨先生再传弟子、北京杏园金方国医医院薛钜夫院长，首届国家级中医药继承人、北京中医药大学傅延龄教授，北京中医药大学东直门医院徐荣谦教授，国医大师金世元先生弟子严桂林先生等中医药行业专家出席，进一步提升了南开医院在中医药文化领域的影响力。

三、天津中医药大学第一附属医院

天津中医药大学第一附属医院(简称"一附院")始建于1954年,现为三级甲等医院、全国百佳医院、国家中医针灸临床医学研究中心、国家中医临床研究基地和全国中医文化建设示范单位、天津市中医医学中心。在中医药文化建设中,一附院立足于自身特点,在平台建设、日常活动、对外传播等方面展示出了自己的特色。

(一)重视平台建设,全方位打造自己的中医文化传播系统

一附院在中医药文化的建设中,注重立足自身特点进行整体宣传,以核心理念为指导,建设自媒体平台、出版中医文化著作、整理宣传医院的非物质文化遗产及院史,形成了全方位、立体化、多层次的中医药文化平台。

在核心理念层面,一附院强调理念为先,坚持"以人为本""医乃仁术""天人合一""调和致中""大医精诚"等中医药文化思想,并以此为依托开展学术研究,编辑出版书籍。近几年来,编辑出版了一系列中医药文化核心价值读本,包括《道德教育读本》《心存乎仁,行止于善——中医药文化核心价值读本》及院史《流金岁月60年》等,重申了"大医精诚"中医文化内涵,强化了属于自己的历史文化体系。其中《心存乎仁,行止于善——中医药文化核心价值读本》已作为范例在国家中医药管理局网站上展示。

在自媒体平台的建设上,医院建立了"两网两微一报"自媒体平台。2016年医院成立了"中医一附院微信矩阵",截至目前已有40个科室加入,形成了自媒体蓬勃发展的良好势头。截至2019年底,医院官方自媒体平台累计发布健康科普类文章800余篇,开展了内容、形式多样的宣教传播工作,扩大了自身影响力,不断提高公众的中医药文化素养,持续推进公益活动的举办和宣传报道,并获得了众多奖项。2018年1月20日,获《健康报》社2017年度最佳宣传组织奖,并入选全国TOP20最佳科普文章1篇。2017年11月29日,获"今日头条"2017年度"金处方"(医疗机构)奖。2018年1月20日,在《健康报》社举办的2018年中国卫生与健康科技创新发展高峰论坛中,获2017年度最佳宣传文化工作组织奖。2018年5月12日,在丁香园主办的2018中国医院发展大会上,获得2017年度中国医疗机构品牌传播百强榜公立医院50强称号。2019年4月12日,获2018年度天津市卫生健康十佳微信公众平台称号等。

在非物质文化遗产的继承上,一附院积极支持具有非遗传承人身份的医生宣

传和发扬自身技艺。石学敏院士的"醒脑开窍针刺法"于2018年荣获国家级非物质文化遗产项目。作为国家级非遗项目针灸的传承人,石学敏院士培养了大批传承针灸技艺的医生,将中国传统文化发扬光大。2018年石学敏院士作为天津市唯一候选人当选"中国好医生"。除针灸外,一附院的"津沽脏腑推拿技艺"和"哈氏妇科"先后成功申报天津市非物质文化遗产项目。医院积极为传承人提供条件,为传统技艺培养传承者与接班人。

在院史的修订上,除出版图书外,一附院还建立了自己的院史展览馆。作为医院文化的载体,在传承中医文化、提炼医院精神品质方面起了巨大作用。院史馆建筑面积500平方米,分为建院初期、"文革"时期、改革开放、跨越发展、针灸共5个展区。展馆面向社会广泛征集到图片、文物2000余件(套)。

(二)稳步推进日常的中医药文化宣传活动

一附院重视培养日常的中医药文化宣传团队,院内共有85人正式担任天津市健康教育专家,并开展了中医药文化科普宣传周、主题健康节、健康养生科普讲座(巡讲)等专项活动。通过举办富有中医药文化特色的活动,不断扩大中医药文化品牌的影响力。近年来在保持与传统主流媒体密切合作的基础上,每年完成"中医中药中国行"系列公益活动70余次,直接受益群众每年达1.5万余人次。通过拓展对外联系,鼓励、推动各学科走进社区和天津市老年大学与中小学课堂。与市卫健委宣传中心、市疾病预防控制中心及各区县疾病预防控制中心、天津市老年大学等宣教单位加强了合作对接,安排医院市级健康教育专家及相关科室积极参与,传播中医药文化和医院中医药特色。

自2017年起,一附院开始在南院区举办中医药健康节。开展了中医药健康咨询、养生指导、导引操、中医药知识讲座等系列公益活动,包括中华神针、石氏醒脑开窍针刺法、津沽推拿等天津特色项目,还进行了中医"治未病"、综合康复、中药科普及体验等主题活动,为市民们准备了四诊仪、中医体质辨识仪及康复免费体验、百草膳展示、中药饮片科普、中草药真伪鉴别咨询等项目,邀请市民朋友参与体验,并传授中医药健康技能,发放养生小礼品。该活动促进了中医药健康知识惠及津门百姓,为实施健康中国战略及传播中医药文化起到了积极的推动作用。

(三)重视中医药文化的国际传播,推进中医药走向世界舞台

一附院重视中医文化走向世界,致力于将中医药文化推向更加广阔的舞台。

在 2017 年 7 月举办的金砖国家卫生部长会暨传统医药高级别会议(简称"金砖会")上,一附院承担了相应的接待工作,在外宾面前将中医药文化进行了很好的呈现与宣传。

在会议过程中,一附院先后有 300 余人参与筹备、接待、现场展示工作,共接待会议代表 200 余人,发放纪念品 300 余份。为向外宾展示中医药文化,在院内布置了参观展板,并设计制作了医院宣传片和医院宣传画册。在展示项目和布局设计中,以中医药"六位一体"全面发展的理念,选定 6 个参观点、22 个参观体验项目,包括太极扇表演、院街长廊展、导引操表演、中医针灸和推拿体验展、骨伤科门诊、国医堂、国药堂、中药百草园,展示了针灸、推拿、骨伤等特色中医非药物疗法,以及"醒脑开窍"针刺法、灸法、耳针、拔罐、"津沽脏腑推拿"等技艺,并邀请嘉宾现场体验。形象宣传片和宣传画册则主要介绍了一附院作为天津第一家中医医疗机构的历史发展脉络和新世纪中医药事业奋斗的发展方向。

一附院在协助金砖会议主会场相关布展工作的同时,还协助拍摄了天津市卫计委《天津中医药》专题片,参与天津广播电台、天津电视台等天津中医药发展成就亮点系列宣传工作,编辑印刷金砖会议中英文参观指南、参观证等宣传资料 8 万余字,更新院内各项中英文标识 300 余处,向参观记者团发放电子版中英文媒体通稿 2 万余字。

除金砖会议外,一附院还积极开展中医药文化融入"一带一路"交流合作。接待来自俄罗斯国家电视台、科特迪瓦国家电视台等国际媒体深入相关科室病房、门诊、国医堂、国药堂进行拍摄、采访,充分展示了中医药传统文化特色和现代化诊疗设施,在这些国家及周边国家产生极大反响。

四、天津中医药大学第二附属医院

天津中医药大学第二附属医院(简称"二附院")始建于 1958 年,1964 年建成并投入使用,是一家集医疗、教学、科研、预防、康复于一体的综合性三级甲等中医医院。中医药文化建设工作主要体现在文化设施的建设、与媒体的合作及对外传播等方面。

(一)建设宣传设施,宣传中医药文化

在天津中医药大学建校 60 年之际,二附院将医院门诊一楼、五楼布置为中医药文化展及医院成就展。在医政、科研、院办、教学、工会的共同配合下,门诊五楼

利用 10 块展板、6 个展柜展示医院医教研、外事、职工生活、医院大事记和名医荟萃，从不同的侧面反映医院的发展历程和取得的成绩。

2018 年 8 月底，门诊大厅新建电子 LED 显示屏，成为展示医院风采的重要窗口，也是医院文化建设的新亮点。为有效发挥电子大屏的宣传和服务功能，规范管理和使用，医院出台了《门诊大厅电子 LED 显示大屏管理规定》，规范了宣传内容的审核、发布、制作流程，以更好地展示中医药文化。

（二）举办日常活动，促进中医药健康文化的传播

近 3 年二附院坚持每年举办为期一周的惠民月活动，活动期间举办了中医药发展成就展、12 场大型义诊健康咨询、6 场健康讲座、3 场普法讲座。义诊过程中，二附院药剂部推出中药科普知识互动体验，治未病中心推出中医体质辨识服务及八段锦运动队表演、教授等形式多样的中医药文化科普宣传活动。通过惠民月活动使更多人认识中医药、了解中医药、使用中医药、受益于中医药，进一步增强社会各界对中医药地位、价值和文化的认同，形成全社会关心、支持中医药事业发展的良好氛围，推动天津市中医药事业振兴发展，不断增进人民群众健康福祉。此外，二附院拥有国家级中医药文化科普巡讲专家 2 名、天津市健康教育讲师团专家 45 名，开展了多种形式的中医药健康科普宣传活动。

（三）重视与媒体的合作

二附院自媒体宣传主要包括医院门户网站、医院微信公众号、医院微博、中医二附院云上平台，在这些媒体上开设了中医药健康文化宣传板块。

在电视媒体的合作上，二附院利用天津电视台公共频道《百医百顺》栏目、天津电视台早间新闻中的《天天健康》栏目、天津电视台《都市报道 60 分》和《正午播报》栏目，进行中医药文化的传播。此外，二附院还利用网络节目《悬壶 TV》栏目的小视频传播中医药文化、中医养生保健知识。

2018 年 11 月 3 日，由二附院举办的"名老中医学术思想传承与创新高峰论坛暨庆祝全国名老中医韩冰教授从医 60 周年学术研讨会"在天津召开，邀请到来自全国各地的妇科专家 10 名，参会人员 200 余名。此次会议中，二附院对与媒体的合作十分重视，组织人员全程进行录像、照相并制作光盘存档，并联系《健康周报》《每日新报》《城市快报（健康版）》《中国中医药报》《中老年时报》《今晚报》，以及津云（北方网）等媒体进行了相应报道。

（四）积极配合开展中医药文化的国际传播

在天津市 2017 年 7 月举办的第二届金砖国家卫生部长会暨传统医药高级别会议上，二附院参与了其中的中医体验馆部分。金砖国家朋友通过体验中医的治疗手法，认识中医，了解中医药文化。传统中医药给金砖国家朋友留下了美好的印象，促进了中医药走向世界。

为了落实《中医药"一带一路"发展规划》，加强与"一带一路"沿线国家在中医药领域的交流与合作，开创中医药全方位对外开放新格局，加强与沿线国家人文交流，二附院面向沿线国家开展中医药学历教育、短期培训及临床实习，近 5 年共接待短期学习团组 6 批（德国、墨西哥、西班牙、日本等），以及参观团组 13 批（加纳、越南、日本、瑞典、泰国、加拿大等）。通过学习交流，传播并推广了中医推拿、针灸、拔罐等技术，同时为今后的交流和合作奠定了基础。

2018—2019 年，医院的援非工作很好地诠释了"敬佑生命、救死扶伤、甘于奉献、大爱无疆"的医者精神，医院先后有 6 名医生前往加蓬共和国和刚果民主共和国参加医疗援助活动，将中医文化传播到非洲大地上。

总的来说，天津的大型医疗机构在传播中医药文化方面，既有重视展览馆建设、重视文化宣传与医疗诊病相结合的共同特色，也根据自身条件和资源在不同的层面有所偏重，均取得了一定的效果。在各个医院的联动方面，仍具有较为广阔的发展空间。

第四章　天津中药企业文化建设各有千秋

在天津众多中药企业中,天津中新药业集团股份有限公司(简称"中新药业")无疑是一颗耀眼的明星。其是一家由天津医药集团控股的国家高新技术企业。经过近40年的发展,现已发展成以绿色中药、化学原料药等五大板块为主体,拥有180多家企业的集团公司,有一大批享有广泛知名度和美誉度的"大品种"中药远销海内外。中新药业以中药创新为特色,形成了中药工业和医药商业两大核心业务板块,拥有隆顺榕、达仁堂、乐仁堂、京万红四家百年中医药中华老字号企业。可以说,中新药业及其四大老字号的发展历程,正是天津中药及天津中药企业文化的发展缩影。近年来中新药业挖掘与传承并举,恪守与发扬兼施,并加以系统挖掘总结,不断注入新的时代元素,使得百年中药文化及品牌的价值和范畴得以延展与提升,将天津中药文化发扬光大。

一、开展中医药文化交流活动,助推国粹传承与弘扬

积极开展中医药文化交流活动,对于传承和发展中医药事业、弘扬中医药文化具有重要意义。中新药业达仁堂制药厂(简称"达仁堂")2018年成功举办了"温暖百草——达仁堂中医药文化节",并获得天津中医药大学授予的"留学生中医药文化体验基地"称号,连续两年成功组织天津中医药大学、天津医科大学、天津外国语大学等津门高校百名留学生参与"感知中国——大医'津'药行"活动,取得很好的社会反响。2019年,达仁堂参与了由日本东京中国文化中心、天津市文化和旅游局主办,天津市非物质文化遗产保护中心、天津中新药业集团股份有限公司承办,在日本东京举办的"四时本草——天津传统中药技艺特展",作为文化和旅游部"2019海外文化中心部省对口年度合作计划"的一部分,向世界人民介绍中国传统文化精华——中医药文化的博大精深,大大提升了中医药的知名度,扩大了国际社会影响。此外,企业在天津市商务局、天津市卫健委、天津市老字号协会、天津市医药行业协会,以及文化和旅游部、世界中医药联合会的邀请下,先后参与了天津投资贸易洽谈会、世界中联非物质文化遗产高峰论坛、中医中药中国行、天津融媒体粉丝狂欢节、京津冀天津非物质文化遗产特展、山东老字号博览会、上海老字号博览会、杭州老字号博览会、北京医药创新展会、中华老字号故宫过大年展等活动,

极大地彰显了传统中医药文化的无穷魅力。

中新药业乐仁堂制药厂（简称"乐仁堂"）自2016年以来共参与并召开国家级、区域级及地区级会议、企业主办的学术会议百余场,其中国家级学术会议9场,地区级学术会议12场。以乐仁堂建厂95周年为契机,组织中华中医药学会心血管病分会学术年会、第七届黄河心血管病防治论坛、全国冠心病中医临床研究联盟第六届学术研讨会等高端学术会议,积极推广传统中医药学术思想和核心理念。此外,中新药业隆顺榕制药厂（简称"隆顺榕"）也多次参加中国中医药文化研讨大会,打造中医药文化品牌,提升中医药形象。

二、打造文化体验基地,促进中医药文化国际传播

中新药业积极利用自身优势,传承中医药文化,弘扬国粹精髓。作为三级科普基地（国家级、天津市级、天津经济技术开发区级）的中新药业现代中药产业园,积极开展了独具特色的各类中药文化主题科普教育工作,取得了良好的社会效益,受到广大公众的欢迎。该基地位于天津经济技术开发区,占地24万平方米,总建筑面积6.2万平方米,以现代中药研发、提取和制剂为核心,是目前国内最大的现代中药生产基地之一。基地包含2个展览馆、3个参观区域。其中天津医药展览馆占地面积200平方米,展示了改革开放以来天津医药稳定发展对中华医药文化的推动作用和中新药业对历史文化的传承与创新;中新药业自然人文陈列馆占地面积800平方米,拥有各类药物标本近万份,其中动物矿物标本600多份,植物标本2000余份,蜡叶标本7000多份,隶属210个科、1000多个属,其中还包括全国稀有的虎骨2架、豹骨1架,是集科研、教学、标本收集、鉴定与制作于一体的多功能展示馆。3个参观区域为"百年老字号"达仁堂制药厂、"卫药"代表隆顺榕制药厂和集成现代中药提取技术的中新制药厂,总参观面积400平方米,展示了天津传统中药产业逐渐走向现代化与国际化的进程。

中新药业旗下各大老字号也利用自身文化体验馆优势积极推动国药文化"走出去"。达仁堂先后建设达仁堂古文化街店、北京大兴机场形象店。此举有利于推动企业进一步探索中医药文化继承与弘扬,构建国内外交流合作平台,推动中医药文化"走出去"。乐仁堂、隆顺榕不断完善文化展馆建设,宣传中医药文化。截至2020年,乐仁堂国药文化馆共接待全国各地的领导、专家、客户,以及日本、新加坡、美国等国的外宾8000多人次,隆顺榕文化展馆近年来接待市区各级政府、华人华侨、国外医药代表、全国医药企业、高职院校师生、儿童福利院、

夕阳红中老年团等各类团体 200 余次，通过现场讲解、参观车间、模型演示等方式接待访客近万人。中新药业天津第六中药厂通过建立企业文化展室等多种形式，全面展示现代中药生产工艺及企业深厚的历史文化底蕴，截至目前，累计接待千余人次参观。

三、夯实非遗技艺传承，打造地域文化名片

中医药是中国非物质文化遗产的重要组成部分。非物质文化遗产的存续事关中华民族传统文化的传承及一个地区地域文化的内涵支撑和名片展示。中新药业旗下各老字号品牌在中医药传统技艺保护领域持续发声，力争为中医药非物质文化遗产保护贡献自己的一分力量。中新药业始终致力于老字号的保护和传统中医药文化的传承，拥有 4 个国家级非物质文化遗产项目，包括达仁堂清宫寿桃丸传统制作技艺、达仁堂安宫牛黄丸制作技艺、隆顺榕卫药制作技艺、京万红软膏组方与制作技艺；9 个天津市级非物质文化遗产项目，包括隆顺榕藿香正气水传统制作技艺、达仁堂传统国药文化、达仁堂清宫寿桃宫廷秘方及其传统制作工艺、达仁堂蜜丸制作技艺、达仁堂重修乐氏时代祖传丸散膏丹引配方、达仁堂牛黄清心丸制作技艺及乐仁堂海马补肾丸处方及传统制作技艺、乐仁堂通脉养心丸处方及传统制作技艺、乐仁堂胃肠安丸处方及传统制作技艺。

隆顺榕制药厂连续多届参加京津冀非物质文化遗产联展，参与天津观众节、津洽会、国药会、文创会，深圳、上海、济南等地区非物质文化遗产博览会等展会 30 余场，成为世界中医药联合会中国传统医药非物质文化遗产产业联盟会员，多次参与全国性论坛、联盟会等重要中医药发展会议。同时企业积极参加天津市文化和旅游局开办的非遗培训班，派出国家级非遗传承人到医药类高校授课，到社区开展活动，使非遗技艺和传统中医药文化走进校园和社区。

达仁堂制药厂积极对接世界中医药学会联合会中国传统医药非物质文化遗产产业联盟工作，并积极与天津市非物质文化遗产保护中心合作，进行了京津冀非物质文化遗产调研报告展览暨达仁本草主题展览，做"中药与二十四节气"的有益探索。还作为天津市唯一药企参加了第五届"京津冀"非物质文化遗产联展，引领民众了解"大健康"的概念，引领了传统中医药在非遗领域新的探索。此外，达仁堂近年来还在积极推进非遗进校园活动，极大地彰显了企业非遗技艺的影响力。

四、普及群众科普教育,支持中医药事业发展

为保护传统文化的延续性,扩大中医药文化的群众基础,有效提高公众对中医药的理解,中新药业旗下各大老字号通过积极开展基层群众科普教育活动,加强中医药文化传播,助力中医药事业发展。

乐仁堂在 2018 年开展 500 余场活动,其中包括 2 场大型公益健步行活动,累计受益群众 12 000 人。同年联手河东区卫健委、区疾控中心开展健康大讲堂,深入社区基层讲座 110 余场。2016—2020 年间,开展健康大讲堂 1000 余场,派发宣传健康教育资料、健康手册数百万份,宣传企业品牌,组织各类普及中医药知识的科普活动数十场,打造乐仁堂健步行队伍百余支,倡导"日行一万步,拥有健康心"的健康理念。

隆顺榕 2018 年携手河东区卫健委、河东区新闻中心,开展健康大讲堂 23 场,深入河东区 20 余个社区、街道普及健康保健知识,发放宣传资料 2000 余份。2019年,健康大讲堂开展 30 场,现场累计受益群众 1500 余人。

天津达仁堂京万红药业 2018 开启预防烧烫伤科普教育公益活动,呼吁全民重视儿童预防烧烫伤科普教育工程,填补中国预防烧烫伤系统化教育空白。"关爱儿童远离烫伤"公益项目覆盖全国 14 个省份,19 个市,50 多所学校,直接受益儿童达15 000 人以上,间接覆盖人数达 50 000 人以上。

五、探索新媒体文化传播新模式,增强中医药文化感染力

新媒体时代,文化的传播从纸媒、广播、电视等传统媒介迅速向网络媒介渗透。借助新媒体增强传统中医药文化的传播,有利于扩大中医药文化的社会认可,进一步弘扬和传承中医药文化。中新药业不断探索新媒体时代下文化传播的新途径,扩宽中医药文化的传播途径及文化感染力。2020 年 5 月,中新药业参加"云上2020 年中国自主品牌博览会",旗下品牌隆顺榕、达仁堂、乐仁堂、京万红悉数亮相云上天津展馆,以 3D 建模及图文、影视、动画、VR 等技术手段展现了老字号的产品特色、品牌精神、历史底蕴和文化传承。此外,中新药业不断加强微信平台、网站建设,加大与新媒体平台的合作力度并共同探讨新的合作方式,加强了品牌线上传播力度。新浪微博"津彩非遗中国力量"报道、《健康周报》健康科普视频拍摄、"全国非遗日天津市重点非遗项目"宣传实地采访拍摄、"国庆 70 周年老字号寄语"公交车轮播等活动不断扩大中药文化的传播范围和影响力。各大微信公众号每周定

期宣传健康养生、用药常识、中药文化等多样化内容,推广品牌文化,通过微信公众账号、微博大 V、网络媒体、新闻客户端,以及微信社群与朋友圈进行文化传播,2017 年项目直接覆盖人数超过 1 亿,曾获得微博热搜第 8 名,话题阅读量超过 200 万;2018 年线上总曝光量为 9896 万;2019 年"京万红暑期关爱项目"在新媒体平台受众超 1.37 亿。

中　编

天津中医药传播与发展策略

第五章　天津中医药文化传播存在的不足及发展策略

文化是民族的根,中医药文化则是中国传统文化的优秀代表。近几年来,随着国家及各级政府、职能部门等对中医药的愈加重视,中医药的发展迎来新的历史机遇。然而,研究发现,就天津地区来说,相较于对中医药专业知识的重视,中医药文化的发展和传播则相对较为"低调"。

中医药文化比中医药治疗影响面更广,对"健康中国"建设具有重大作用。因为中医药可以祛疾治病,但是中医药文化的传播和普及则可以有效提高公众的中医药素养,除了掌握基本的中医药知识外,对于未病先防等具有重要意义。更重要的是,中医药文化对人的生命观、价值观等产生的影响,对于提高公众幸福感和获得感更具指导意义。

一、天津市中医药文化传播存在的不足

(一)中医药文化传播"主流声音"待加强

官方媒体仍然是公众获知信息的第一渠道,其权威性、全面性等广受认可,但是目前天津官方媒体存在着中医药文化传播"主流声音"偏弱的问题。天津市官方传统媒体有《天津日报》《今晚报》《每日新报》《中老年时报》等报纸,天津新闻广播等多家电台,天津电视台新闻频道等多个电视频道,有"津云""北方网"等新媒体。在这些主流媒体的日常报道中,中医药类的新闻报道比例较小,中医药专题、专栏或专版等也较少见。除了以中年和老年人为主要受众的《中老年时报》有"颐寿"专版刊登一些中医药知识、天津电视台的《百医百顺》节目突出中医养生主题外,其他媒体基本未见有专版、专栏或专题节目。

主流媒体中医药主题的宣传主要分为以下几方面:一是常规性动态新闻报道;二是中医药主题的公益类宣传,包括主题海报、中医药知识等;三是有特色的专栏专刊。这些宣传形式的"缺失",究其原因是对中医药文化的重要性认识不够,没有认识到中医药文化在提升文化自信方面的重要作用。中医药界有丰富的动态新闻线索,一直是新闻线索的"富矿"。但是很多主流媒体没有能够准确把握中医药在"健康中国"战略中的巨大作用,也没有认识到中医药文化在促进中医药发展、

提升公众健康素养中的决定性作用。

(二)中医药文化传播理论研究尚待加强

理论研究是有力推动中医药文化传播实践开展的有力措施,对实践的开展具有重要的指导意义。但是当前对中医药文化理论研究的开展存在着重视程度不够、理论研究较少、成果不系统的问题。主管部门对中医药文化研究及传播的专项经费不足,相较于自然类学科,资助中医药文化类的人文研究项目的经费偏少。

(三)中医药文化传播平台建设待加强

平台建设是推动中医药文化传播、提高公众健康素养的主阵地。当前天津市以中医药文化传播为主要任务的仅有天津中医药大学中医药文化研究与传播中心一家。该中心在成立的3年多时间里,举办了多项活动,取得了社会的广泛关注,其理论研究也得到了相关部门的认可。实践证明,一个好的平台对中医药文化的传播传承将会起到非常关键的推动作用。但是像此类以中医药文化传播、传承为己任的平台太少,势单力薄,难以形成长效、持久的影响力。

(四)中医药文化传播待形成合力

成功的中医药知识传播活动,不仅需要深厚的文化底蕴、扎实的专业基础,还要有灵活的表现形式、生动的表达艺术。中医药文化传播应从专业角度去解读,才能找出问题所在。从传播学角度看,当前天津市中医药文化传播存在着传播形式较为单一、传播内容劝服效果较差、受众参与度低、新媒体新形式利用不够等问题。其最终表现就是中医药文化传播不能实现"立体化"传播,不能形成合力,达到最大传播效果。

(五)中医药文化建设长效机制仍需加强

中医药文化传承传播是长期的、系统的工程,绝非一朝一夕之功。这就需要建立中医药文化传播的长效机制,需要能长期保证制度正常运行并发挥预期功能的制度体系。然而,从天津市中医药文化传播发展现状来看,距离这一目标仍有不小的距离。首先,传播主体少,特别是以中医药文化传播作为主要功能的主体太少。更需重视的是,中医药文化传播机构的运行属于公益性质,某种程度上依赖参与者对中医药传播的热爱和责任心。其次,没有建立一套行之有效、长期坚持的奖惩制度,不能起到奖励先进的促进作用。

二、天津市中医药文化传播发展策略

(一)丰富传播内容

传播内容就是媒介传递的各种产品,是经过符号再现的信息,这也是中医药文化传播的核心内容。除了传播宣传传统中医药文化外,还应该实现传播内容的"全链"传播,从中医药相关历史知识的挖掘、整理过程,到项目所蕴含的历史文化价值、反映出的哲学思想、其内在的中华传统文化精华部分,乃至今后如何将既有的文化价值融入当今时代文化体系中,都应该成为传播的主要内容。对那些还没有列入中医药文化传播、即将列入中医药文化传播或有一定历史文化价值的"准"中医药文化传播,也应该给予一定的关注,它们与已经被列入的传统中医药文化传播或许药方不一样、制药技法有区别,但其内在蕴含的中医思想乃至哲学思想都是相通的、一脉相承的,也应一并纳入中医药文化传播的内容体系。

(二)创新传播形式

扩大中医药文化在公众中的知晓率、参与度,就要创新传播形式。针对文化传播的特点,在面向不同年龄段、不同职业、不同学业背景的人群时,开展形式多样的宣传活动,增强传播互动性。比如举办"中医药文化"系列活动,把中医药文化作为重要板块;广泛开展中医药文化传播进学校、进社区活动,为中小学生、社区老年群众搭建了解中医药文化传播的平台;通过挖掘传统医药背后的哲理故事等,激发中小学生学习了解中医药文化的兴趣;通过网络调查问卷,利用新媒体即时互动性强的特点,开展形式多样的互动活动等。通过提高公众参与度,让公众在互动中知道、了解、喜欢中医药文化,为中医药文化的公众普及营造良好的社会舆论氛围。

(三)拓宽传播手段

当前天津的中医药文化传播仍以传统媒体宣传为主,利用已有的网络、移动互联等传播的方式,缺乏针对媒介特性而开展的传播,只是既有传统媒介内容的简单转载和罗列。在新形势下,特别是新媒体日益兴盛的当下,应该利用新媒体特性,针对特定受众群拓宽传播手段,结合传统媒介和新媒介特点,发挥各自优势,形成传播合力。利用新媒体,创新传承传播的手段。一方面要将名医名人的成果利用微信、微博、移动客户端传播出去,造就名医"大V",树立中医旗帜。另一方面,要贴近百姓生活需求,制作喜闻乐见的中医节目,包括微电影、卡通片等普及中医知识。同时也不能忽视传统媒体的宣传作用,充分发挥报纸、电台、电视台、网络等各类媒体资源优势,开辟中医药文化相关的专栏、专刊、专题,利用其影响力和权威性,扩大中医药文化的传播。

(四)提高传播认识

中医药文化传播不仅仅是介绍中医药知识,更是对其本身具有的历史文化价值的部分进行挖掘,更重要的是传承传播,让静态文化焕发生机,走进公众生活,让大家看得到、听得懂、能理解,所以应该提高对传播的认识,把传播作为促进中医药文化发展的重要内容手段,让其在文化传承中发挥重要作用,弘扬、宣传、传承中医药文化。

习近平总书记在十九大报告中指出,文化自信是一个国家、一个民族发展中更基本、更深沉、更持久的力量。要推动中华优秀传统文化创造性转化、创新性发展,不忘本来、吸收外来、面向未来,更好构筑中国精神、中国价值、中国力量,为人民提供精神指引。中医药文化是中华传统文化的优秀代表,建立文化自信,就要写好"中医药文化传承传播"这篇文章,把中医药文化的传承传播放到非常重要的位置,将其作为传统文化传承发展的一个重要组成部分。

(五)建立专职部门负责中医药文化的传承发展

目前各地中医药文化传承与发展促进职责主要在省市卫健委中医处。鉴于中医药文化的重要性,建议成立单独处室或专人负责促进中医药文化事业的传承与发展,包括制订中医药文化相关发展规划、沟通协调与中医药相关的企事业单位参与相关活动、组织中医药文化传播主题活动、建立中医药文化传承制度等。加强中医药文化阵地建设,鼓励和引导各级各类医疗机构、保健机构、教育机构、中医药研究机构和生产企业开展中医药文化建设和普及工作。

(六)探索开展专业人才教育与培养

人是传播的主体,人才匮乏是中医药文化传播面临的困境之一。中医药文化的传播需要既懂得中医药知识,又掌握传播专业知识、技巧的复合型人才。应开展相关的传播与教育活动,如举办中医药文化系列主题活动,举办中医药文化展览,邀请文化界名人做系列报告,进学校、进社区,乃至走进工厂、企业等,让公众接触、了解中医药文化;成立相关的协会、学会,培养会员利用业余时间学习、研究、传播中医药文化等。同时将中医药文化教育纳入中医学科的建设,逐步解决专业人才匮乏的问题。

(七)设置中医药文化传播专项基金,鼓励传播实践和传播理论研究

自上而下的传播是组织传播的有效途径,可以保证传播效果的达成和措施的有效实施。面对传播主体偏少和理论研究偏弱的现状,适时成立中医药文化传播专项基金,充分发挥科研和基金指挥棒的作用,鼓励在天津市各大医院和各高校成立中医药文化传播类平台或组织,鼓励相关机构或人员从事中医药文化传播理论方面的研究,增强平台建设能力和传播效果,提高理论研究的系统性和有效性。遴选并培养天津市中医药文化科普专家,建立中医药文化传播活动的专业队伍。

(八)建设中医药文化传承传播"天津品牌",形成长效机制

借鉴其他地区先进经验,组织中医药文化传播相关主体,集中优势资源,组织开展有天津特色的中医药文化传播活动,并建立自上而下的宣传渠道,争取在全社会形成较大影响力;联合天津市科技局等职能部门,设置市级中医药文化科普类相关奖项,鼓励中医药文化传播先进单位和个人,形成示范效应;集中各大中医药类医院的宣传部门、中医药类企事业单位,建立中医药文化宣传统一发布平台,形成新媒体集中宣传效应,错位宣传、立体宣传,建立宣传品牌。建立中医药文化旅游示范基地,依托天津中医药大学、天士力中医药文化园、乐家老铺沽上药酒工坊等基地,联合文旅部门或企业,打造中医药文化旅游线路,形成有天津特色的中医药文化游。同时整合各类中医药文化资源,促进中医药与健康服务业、旅游业的深度融合。

(九)梳理构建中医药文化核心价值体系

依托天津中医药大学、国医大师和名老中医药专家传承工作室、非物质文化遗产代表性项目等主体,以建立天津特色的中医药文化为目标,深入挖掘、整理和梳理与天津中医药相关的历史,开展中医药文献等普查工作,系统研究中医药典籍,

古代近代名医、当代的国医大师及全国名中医的学术思想及其文化内涵,挖掘其核心理念和价值观念。

总之,在相关职能部门和组织团体的努力下,天津市中医药文化的传播和发展取得了一定成绩,但是在"健康中国"战略实施的大背景下,中医药文化传播仍存在一些问题和不足。相关部门应高度重视中医药文化传播在提高公众健康素养中的重要作用,并针对暴露出来的问题采取切实有效的措施,不断加强中医药文化传播的建设工作,充分发挥中医药文化的作用,更好地为公众服务。

[本章内容是天津市教委科研计划项目(人文社科)2017 年度课题"面向来华留学生的中医药文化传播模式研究——以来津留学生为例"研究成果之一。项目编号:2017SK057]

第六章　天津中医药文化传播情况调查分析

当今社会,随着物质生活水平的不断提高,人民群众养生保健的意识不断增强,中医药文化所倡导的辨证论治、整体观、"治未病"等思想得到了越来越多人的认可[1]。通过各种渠道开展的面向大众的中医药文化传播活动越来越多,如新闻媒体、医疗机构的宣传,天津市科学技术局、市卫健委等部门开展的一些中医药文化普及、进小学等项目,高校(尤其是天津中医药大学)开展的文化研究和普及工作等,这些活动有力地促进了中医药文化的传播。天津中医药大学中医药文化研究与传播中心研究团队通过问卷形式,对天津市当前中医药文化传播情况进行了调查、分析,总结了传播特点和传播经验,并提出相应的改进意见。

一、中医药文化与中医药文化传播

中医药文化是以中医药为核心体现出来的一种物质的和精神的成果,是中国文化史乃至世界文化史不可或缺的一部分[2]。中医药文化蕴含着阴阳协调的思想、仁爱救人的理念、防患于未然的哲学精神、天人合一及超越自我的哲学思维,无论是对个人,还是对社会、国家,都有其重要意义和价值。

中医药文化传播是指借助各种直接或间接的载体和路径向社会大众宣传中医药文化,以使更多人认识、了解中医药,并达到认知中医、运用中医、传承中医,最终促进健康、提高生活质量的目的。当前中医药文化传播的途径主要集中在以下几个渠道:新闻传播、科普传播、广告传播、中医院传播、中医科教机构传播等。

中医药文化传播,作为中华文化传播的重要组成部分,也是将中医药文化资源转化为国家文化软实力的突破口。通过文化传播,有利于中医药知识的普及与推广,为中医学的传承与发展营造良好的舆论氛围,从而促进中医药文化的传承与发展;同时有利于增强人们养生保健意识,并提高人们对中医药的认知程度,间接解决了人们看病难、看病贵的困难,进而缓解社会矛盾,促进社会和谐发展。

二、天津市中医药文化传播情况调查结果分析

为了解天津市中医药文化传播的情况,研究团队通过网上问卷调查的方式搜集数据。以微信和 QQ 为平台,对在天津生活的各行各业的人士展开网上问卷

调查。

（一）问卷调查对象情况统计分析

本次调查共收到 272 份问卷,其中有 228 份问卷的答卷人在天津生活,因而本问卷的有效率为 83.82%,其中男女比例基本持平,下面通过图表形式对问卷调查对象情况进行说明。见图 1 至图 3。

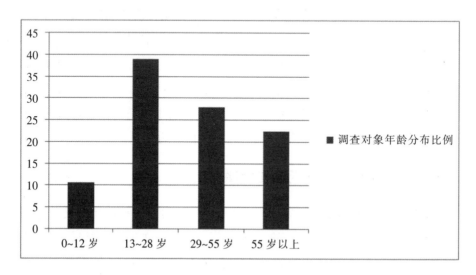

图 1　调查对象年龄分布比例图

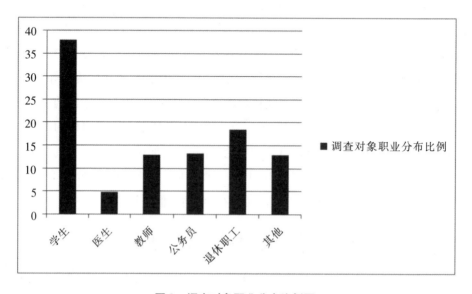

图 2　调查对象职业分布比例图

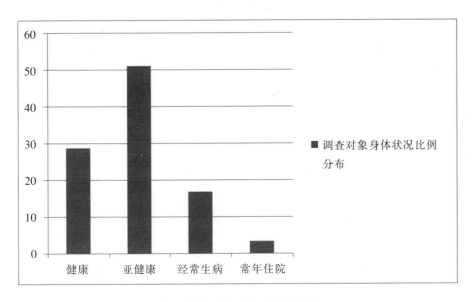

图3 调查对象身体状况统计图

通过图示,我们可以清楚地发现:首先,问卷调查对象主要集中在13~28岁这个区间,占调查对象总数的38.97%,29~55岁占总数的27.94%,55岁以上占总数的22.43%,0~12岁占总数的10.66%。虽然调查对象在各年龄段分布不是很均衡,但覆盖面比较广,能够有效代表天津市社会大众对中医药文化的了解情况。其次,调查对象涵盖学生、医生、教师、公务员、退休职工及其他职业的社会群体,尽管学生所占比例略大,占总数的37.87%,但学生是比较特殊的群体,在通向其他职业的过程中起重要衔接作用,所以学生更具有代表性。再次,通过对调查对象身体状况的了解,发现50%以上的人身体处于亚健康状态,甚至有16.91%的人经常生病,3.31%的人常年住院,身体健康状况良好的人占总人数的28.68%,还不到总人数的1/3。由此可见,广大民众急需中医药养生和保健知识,向大众广泛传播中医药文化知识十分必要。

(二)大众对中医药文化的态度及关注内容分析

从问卷的统计结果可以看出:首先,33.82%的人对中医药不是很了解,但认为作为国粹应该继承发展;27.94%的人对中医药的看法是,既然存在就一定合理;27.21%的人相信中医,并大力支持;仅11.03%的人不相信中医,觉得中医有些迷信、不科学。大部分人还是支持中医药发展的,但对中医药并不是很了解,这需要加大中医药文化的群众普及力度,让群众真正了解中医药,这样才会相信并支持其发展。其次,在中医治病问题上,群众的看法见图4。

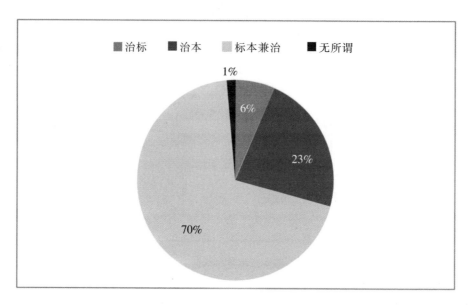

图4 群众对中医治病的不同看法统计图

其中70%的人认为中医标本兼治,23%的人认为中医治本,仅有6%的人认为中医治标,这说明中医治病得到了大多数人的认可。从对数据的分析来看,大部分人对中医治病的理念还是认识不清,在中医药文化传播的过程中,要注重对中医药文化理念的普及。

再次,人们对中医治病疗效的看法见图5。

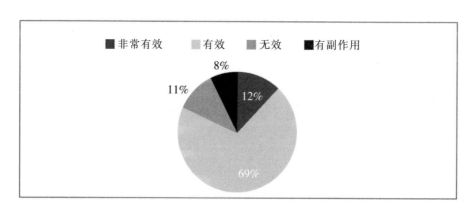

图5 人们对中医疗效的不同看法统计图

由统计数据我们可知,多数人对中医治病的疗效还是持肯定态度的,针对极少数持否定态度的人,应该加大对中医"治未病"的正面宣传。

最后,通过问卷,我们了解到大众比较关注中医药在养生保健方面的运用,其次是中医药治病。因此,在中医药文化传播过程中内容应该有所侧重,针对大众感兴趣的方面多加宣传,方能引起大众的关注,中医药文化传播才能取得相应的成效。

(三)大众接受中医药文化知识的渠道及可信度分析

为了更好地了解群众获取中医药文化知识的渠道,我们对问卷中涉及的相关内容进行了分析,具体情况见图6。

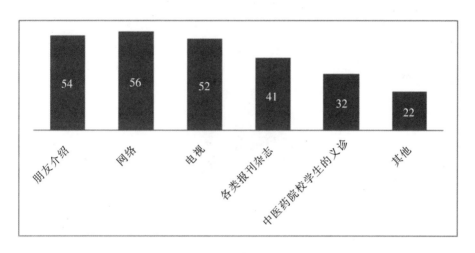

图6　大众获取中医药知识的渠道统计图

通过统计数据我们可以发现,多数人是通过网络、朋友及电视获取的中医药知识,其次是从各类报纸杂志等获取,总体来说获取中医药知识的渠道比较多。在对这几种传播渠道的可信度调查中,40.41%的人觉得朋友介绍的比较可信,33.9%的人认为各种报纸杂志的比较可信,20.1%的人认为中医药院校学生的义诊比较可信,网络、电视可信度共占5%,其他渠道占0.59%。可见,网络和电视在中医药文化传播过程中的使用率比较高,但在群众中的可信度并不高,由此可以看出,在信息传播的过程中要提高内容的权威性。

(四)大众对中医药文化发展的看法

相比西医,中医的发展比较缓慢,关于制约中医药发展的因素,35.74%的人认为是中医人才的缺乏,30.75%的人认为是人们对中医药的认识不够,28.85%的人认为是政府相关政策的不完善,其他因素占4.66%。由此可见,中医人才的缺乏是制约中医药发展的主要因素,所以要加大对中医药人才的培养。人们认为对中医药认识不够是制约中医药发展的次要因素,加大对中医药文化传播的力度也是促进中医药文化发展的必要措施之一。政府应该制订相关政策推动中医药文化的发展,同时打击虚假信息的传播。

在中医药文化发展的问题上,多数人认为应该在年轻人中普及中医药文化,具体统计数据见图7。

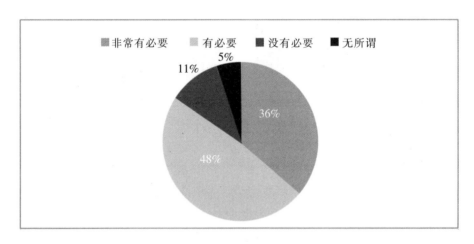

图7　在年轻人中普及中医药文化的看法数据统计图

数据显示,近半数的人认为应该在年轻人当中普及中医药文化知识。在"如果开设一门中医药普及课,你认为在哪个阶段比较好"的问题上,63.6%的人认为在大学开设比较好。综上,在中医药文化传播过程中,校园传播尤为重要,特别是在大学阶段开设中医药文化普及课。

三、对天津市中医药文化传播建议

中医药文化传播是中医药事业得以继承和发展的重要因素之一[4]。立足于问卷调查的结果,针对天津市中医药文化传播存在的一些问题,提出以下几点策略与建议。

(一)高校应担当起中医药文化传播的重任

调查发现,大部分人认为应当在年轻人当中普及中医药文化,特别是在大学阶段应该开设中医药文化课程。所以高校应当加强重视,不仅仅是医学类的院校,普通院校也应该加大对中医药文化传播方面的投入,一方面有利于增强青年一代的身体健康,另一方面在中医药文化的继承和发展方面也具有不容小觑的意义。此外,在制约中医药文化发展的重要因素中,排在首位的是中医药文化传播人才的缺乏。中医药文化人才对于中医药的传承发展及中医药文化的传播起着关键性的作用。中医类院校在加强中医药传统文化教育的同时,还要培养学生的创新思维、奉献精神及热爱中医事业的高尚情操。

(二)政府应该加强中医药的标准化建设

通过调查我们发现,大众倾向通过网络、电视来获取中医药文化知识,但普遍认为网络、电视的可信度较低,问题在于伴随着信息化的发展,大量未经科学认证、缺乏理论指导的信息却打着"中医药"的旗号涌上台面,造成鱼龙混杂的局面,使大众对其传播的信息失去了信任。所以政府应加强中医药的标准化建设,加大网络监管的力度,充分利用好大众媒体传播,发布一些科学可靠的中医药信息,做好中医药文化传播的推广工作。同时要严惩传播虚假信息的个体及组织单位,以防危害大众的身心健康,避免大众对中医药文化产生误解。

此外,应对打着各种"中医药文化"旗号的企业机构进行排查,严惩以盈利为目的来传播虚假中医药信息的行为,同时政府应鼓励正规中医药企业机构的发展,在创新研究方面给予大力支持,从而提高中医药的影响力,促进中医药文化的传播。

最后,现有市场上有关中医药的信息、产品、技术鱼龙混杂,虽然近些年有《中医药法》的出台,但相关法律仍有待进一步加强完善,使中医药体系具有更有力的法律制度做支撑。因而,国家应加大对中医药的各方面投入,通过资金投入来促进中医药技术的发展、产品的研发,通过中医药法规的不断完善,来保障中医药的正规发展。

(三)中医医院应促进中医药文化传播的推广工作

大众认为中医医院传播的中医药信息更具有权威性,因而,中医医院应充分利用自身优势,广泛开展群众喜闻乐见、形式多样的中医药文化知识科普宣传活动,促进中医药文化传播的推广工作。例如,通过专家讲座,纠正大众对中医药认识的误区,增加大众对中医理论基础知识的了解,达到认识中医药、相信中医药,传播中医药文化的目的。此外,还可以通过社区义诊的形式,走进基层,针对大众关注度比较高的问题,给予科学合理有效的解答,进而增长人们的中医药学常识,增强人们的中医保健意识,帮助大众树立科学正确的中医药文化观。

总之,天津市当前中医药文化传播已取得一定进展,但仍存在一些问题和不足,相关部门应高度重视中医药文化传播的重要作用,深刻分析中医药文化传播的现状,针对问题提出有效的解决办法,不断加强中医药文化传播的建设工作。同时中医药文化传播需要我们每个人参与其中,担负起文化传播的重任,为中医药文化的传播增添无限活力。

参考文献

[1]王芙玥,王越,王德山.微阅读情境下大学生中医药文化知识获取情况调研分析——以天津中医药大学为例[J].新媒体研究,2017(8):44–46.

[2]徐祯,王晓青.中医药文化传播路径分析及对策研究[J].成都中医药大学学报,2012,35(3):94–96.

[3]毛嘉陵.中医文化传播学[M].北京:中国中医药出版社,2014.

[4]余浏洁,朱珠.互联网时代中医药文化传播新思路[J].现代商贸工业,2016(11):51–53.

第七章　天津中药企业中医药文化传播发展策略

2020 年和 2021 年初,中医药在治疗新冠肺炎方面的优异表现,再度显现出了其特有的社会价值,引起了海内外持续关注。在 2020 年全国两会的政府工作报告中提出要"促进中医药振兴发展",显示出国家对中医药产业的高度重视。

一、中药企业文化方面存在的不足

(一)企业文化、品牌宣传与新媒体融合不充分

新媒体时代,文化的传播从纸媒、广播、电视等传统媒介迅速向网络媒介转变,从最初的微博、微官网等,到以目标人群精准发布为特征的微信公众平台、头条号、企鹅媒体平台,直至现在基于社交关系的 QQ 群、微信群等,形式日新月异、丰富多彩。中医药文化借助新媒体进行传播,以其传播速度与更新速度快、内容丰富、互动性强等特点,有效扩大了中医药文化的社会认可。以天津中新药业集团为例,该集团广泛利用新媒体优势,弘扬中医药文化和优秀的企业文化,将优质高效的药品提供给消费者。但企业宣传工作与新媒体融合不充分的问题日益凸显,主要表现在以下几个方面。

1. 企业品牌宣传力度仍需加强。新媒体在给人们日常生活带来便捷的同时,也为一些"伪中医药文化"的传播创造了条件。一些"专家"利用网络传播,以"秘方""偏方"等噱头,在中医药养生保健内容中植入广告或营销,借此售卖假药、劣药,致使受众,尤其是高龄人群无法分辨信息的真实性,盲目跟风、转发、服用等,损害了中医药文化网络传播的公信力。中新药业十分注重中医药文化知识的普及,通过企业官方媒介和多种社会媒介发布相关内容,力求让群众正确养生、正确用药,但仍有众多群众对"伪中医药文化"深信不疑,这就说明正规企业在群众心中品牌认知度不高,仍需进一步加强品牌宣传力度,避免群众上当受骗。

2. 药品推广模式受限,传播效果不显著。中医药文化传播常以图文形式体现,在大众媒体推广上受相关法规的限制。在推广内容上以传统养生知识、用药常识

等为主,在推广形式上以传统媒体和新媒体整合营销为主,但模式较为固化,吸引的受众以中老年人居多。事实上,在信息爆炸的时代,信息传播方式的多元化,在一定程度上决定了传播效果。

3.推广团队不专业,推广方式不灵活。中医药文化全媒体融合发展需要具备中医药学、文化学、传播学、信息科学等跨学科知识人才。目前中新药业负责推广传播的团队多为市场部或宣传部人员兼职负责相关工作,新媒体运用不够灵活,也在一定程度上影响了中医药文化的传播效果。

(二)中药质量标准尚未被国际公认,中药现代化进程任重而道远

随着现代科学技术的不断发展,中成药质量标准的研究也有了进一步发展。中新药业始终以产品质量为生命线,企业内控质量标准高于《中华人民共和国药典》(简称《中国药典》)标准,同时,企业拥有众多原研和独家品种,通过大量的实验研究积累,为新版《中国药典》的修订提供数据,着力推进中药现代化建设。但与西药相比,中药里所含有的有效成分较多,仅通过单一成分或部分成分进行定量检测与定性检测,无法完全满足质量标准,使得中医药的使用受到质疑,难以开拓国际市场。因此,中医药的发展现代化和国际化,亟须形成一套完备的科学体系,以此得到世界认可,将中医药文化发扬光大。

二、中药企业文化战略规划

(一)不断丰富和完善企业文化内涵

企业文化不是一蹴而就的,更不能搞对过去的全盘否定,而是要立足于企业发展实际,循序渐进,与各项工作结合起来。一方面要处理好传承与创新的关系。传承与创新是企业永葆活力的源泉,二者缺一不可:缺少了传承,创新便会成为无源之水、无本之木,就失去了灵魂;只是传承却没有创新,那么传承下来的东西也会变得陈旧过时,甚至成为阻碍发展的绊脚石。所以传承是创新的基础,创新是传承的升华。传统中医药文化和几代"中新人"不断实践提炼而成的企业文化精髓,必须继承好、保护好、发扬好。天津中药企业不能脱离历史空谈文化建设,只有坚持在传承企业优秀传统和精神的基础上,与时俱进、开拓创新,才能够走出一条具有自身特色的改革发展之路。另一方面要处理好企业文化与发展的关系。企业文化不

等于企业发展,但企业发展离不开企业文化,企业文化建设是为企业发展服务的。企业文化服务于企业发展主要体现在两个方面,即:对内能凝聚人心,对外能强化品牌影响力。中药企业文化建设必须跳出"眼前思维",未来着力点就是把对内、对外的作用统筹规划、同步考量,既要突出以人为本,又要注重载体的创新,既能激发全体干部职工发自内心的自豪感和归属感,又能够使企业成为高品质、高质量的代表,强化外界对企业的认同。

(二)加强与新媒体融合的深度和广度,扩大企业品牌知名度

面对创新改革的时代大潮,中药企业要顺势而上、紧跟时代,借助互联网的快速发展,创新品牌文化传播,出新招、出硬招,让品牌的知名度走向全国,让品牌与企业规模共同成长,真正成为城市的名片、行业的标牌。例如,天津中新药业集团股份有限公司药品营销公司借助互联网营销模式加大患者群体精准营销,目的就是能直达患者需求,直接面对患者解决需求,使其了解药品的效果。此外,中新药业还将探索全景 VR 展示、3D 动画、音频、视频、系列漫画等多种形式,使新媒体阅读体验更加丰满,也更易于中医药文化的传播与推广。

(三)加强人才队伍建设,培育中医药传承人

企业要发展,人才是关键。为此,天津的中药企业要完善企业战略定位,将打造员工发展的理想平台列入企业战略,并成立企业培训中心对各层次员工进行循环轮训;持续开展职工中药鉴别技能比武大赛,光大中药深厚文化底蕴,搭建职工学技术、增技能的交流平台;深化导师带徒活动,定期开展考核,检验活动成效,促进中医药文化传承与发展,为企业发展贡献人才力量。

(四)大力开展各类宣传活动,弘扬中医药文化

一是持续发挥工业旅游作用,积极开辟新的旅游线路。结合血管健康日、中国国医日、联合国糖尿病日、世界传统医药日等重要疾病日,常年开展科普系列活动,呼吁、警示大众关注健康、关注中医药;加强与科普网站、媒体的联系,做好科普活动汇报宣传工作,吸引更多的受众免费参观学习中药及中药现代化科普知识,提升社会效益;以"中华老字号"为依托,大力宣传和展示现有非物质文化遗产项目,并挖掘新的非遗项目,促进对中医药文化的保护。同时持续开展中医药文化节、感知

中国——大医"津"药行等富有企业特色的活动,不断弘扬中医药文化。二是加大重点品种品牌公益活动宣传力度,践行企业社会责任,提升公众对中药文化和企业品牌的认知度。

总之,中药企业要围绕核心价值理念,紧紧抓住国家发展中医药事业的东风,大力发展和弘扬中医药文化,为推进"健康中国"战略和天津中医药文化事业发展贡献力量。

第八章 天津市中医药非物质文化遗产保护与传播
问题及对策

长期以来,我国中医药非物质文化遗产(简称"非遗")传承人得到了许多方面的扶持,但总体来看,仍然面临各种生存和发展的难题,存在许多难点、盲点及痛点,迫切需要引起全社会的高度关注及大力支持。

北京时间 2020 年 12 月 17 日晚,我国单独申报的"太极拳"项目经委员会评审通过,列入联合国教科文组织人类非物质文化遗产代表作名录。至此,我国共有42 个非遗项目列入联合国教科文组织非物质文化遗产名录(册),居世界第一。非遗的保护与传承再次进入公众视线。

而自新冠肺炎疫情发生以来,习近平总书记对打赢疫情防控的人民战争、总体战、阻击战做出一系列重要指示。在给全国中医药大会致信中,习总书记指出,中西医结合、中西药并用,是这次疫情防控的一大特点,也是中医药传承精华、守正创新的生动实践。此次疫情让世人感受到了病毒的危害性,也看到了中医药的宝贵价值。中医药非物质文化遗产代表性项目(简称"中医药非遗项目")是中医药的重要组成部分,对中医药非遗项目的保护和振兴应给予更多关注。国家级中医药非遗传承人张伯礼院士、黄璐琦院士等人奋战在抗疫一线,为挽救许多患者生命贡献力量,中医药非遗保护与传播在中医药传承中发挥着越来越大的作用。

第一节 中医药非物质文化遗产研究概述

一、中医药非物质文化遗产代表性项目保护概况

党的十八大以来,习近平总书记先后在多个场合强调了中华传统文化传承,中医药继承、保护的重要性。但综合文献梳理发现,习总书记关于中医药工作的论述中,国内学界和理论界主要集中在有关论述的评论上,多发表于报刊。2019 年10 月 25 日全国中医药工作大会上,习总书记对中医药发展做出重要指示后,理论界专家发表了较多的相关评论,内容集中在如何做到中医药"传承精华,守正创新";在相关学术平台搜索发现,对习近平总书记关于中医药工作论述的文章很少,

且不系统,如张清林、张红雷(2018)探究了习近平治国理政思想的中医文化意蕴等。经在中国知网和其他途径检索梳理发现,对非遗保护与传播相关文献相对于其他研究较少,而作为十类项目之一的传统医药非遗保护、传承的研究则更少,中国知网等文献库中的相关文献不足百篇。以"非物质文化遗产""传统医药""传播"为关键词进行搜索,发现此类文献相对较少,仅有10余篇。而真正从传播学角度研究中医药非遗的文献数量更是寥寥,如《中医药非物质文化遗产的传播》(牛正攀.《中医研究》2013年第4期),对如何增强中医药文化传播效果、培养中医药非遗传承人进行了探讨。近年来国家非常重视非遗保护工作,国务院先后公布了4批国家级项目名录,共计1372个国家级非遗代表性项目,并为非遗保护工作建章立制,极大地促进了非遗项目的保护传承。如果说中医药文化是我国传统文化的典型代表,那么中医药非物质文化遗产就是传统文化里的"遗珠"。然而,在已公布的4批1372个国家级非遗项目中,传统医药只有33项,占很少的一部分,与中医药在我国传统文化中的优势地位很不相称。

二、加深对中医药非物质文化遗产宝贵价值的认识

中医药是中华民族的伟大创造,是我国优秀文化遗产的重要组成部分,是中华民族优秀文化的典型代表,是民族文化生存与延续的灵魂依托。习总书记指出,"中医药学凝聚着深邃的哲学智慧和中华民族几千年的健康养生理念及其实践经验,是中国古代科学的瑰宝,也是打开中华文明宝库的钥匙。""遗产"本身就强调了它久远的历史价值,因为非物质文化遗产以其民间的、口传的、质朴的、活态的存在形式,弥补了官方正史之类史志典籍的不足、遗漏,有助于人们更真实、更全面、更接近本原地去认识已逝的历史及文化[1]。

文化遗产是民族文化的活化石。截至目前,中医药国家级项目137个,国家级代表性传承人132位。"中医针灸"和"藏医药浴法"列入"人类非物质文化遗产代表作名录"。按照专业分类,我国中医药非遗项目形成了中医生命疾病认知、中医诊疗方法、中药炮制技艺、中医传统制剂方法、中医针灸、中医正骨疗法、中医养生、老字号传统中医药文化、民族医药等类别,对人类文明的进步和战胜疾病做出了重要贡献。以新冠肺炎疫情防控为例,一些传统中医药非遗项目如针灸、八段锦等中医药和保健技法,能有效提高机体抗病能力。依托中医药非遗,积极研发用于治疗和防疫工作中的相关中成药品,为完善《新型冠状病毒肺炎诊疗方案》做出了重要贡献。

第二节　中医药非物质文化遗产保护传承与传播
存在的不足

一、中医药非物质文化遗产保护工作重视程度有待提升

以国务院于 2006 年公布首批国家级非物质文化遗产名录作为起始,我国非遗保护已历经 10 多年,传统民间技艺、音乐、戏曲等非遗保护取得了较大成绩,而中医药非遗保护却相对滞后。在国家级非物质文化遗产保护名录的十大类项目中,无论从非遗项目数量还是代表性传承人数量来看,中医药类都相对较少,这与中医药作为传统文化的重要"瑰宝"之称很不相称。个别地区对中医药非遗传承工作支持和投入不足,导致一批传统中医药非遗项目逐渐流失、传统技艺面临失传,中医药非遗保护堪忧、传承乏力,发展更是举步维艰。

二、中医药非物质文化遗产传播意识淡薄,手段单一或滞后

与口头语言媒介相比,非遗在传播范围和持久性上有特殊的价值和意义,但相对于智能媒体时代各种新型媒体传播快速、范围更广的传播特点来看,非遗的文化传播能力明显要落后很多,在短时间的信息传播过程中具有传播速度缓慢、传播通道单一等缺陷,在今天讲究效率的快节奏生活方式的时代背景下,文化传播的效果并不理想[2]。

公众对非遗项目的认知度、认可度、美誉度是非遗项目传承的基础。然而,公众对中医药非遗项目的认知度并不高,主要是因为作为传播主体的非遗项目的传播手段单一或滞后造成的。据天津中医药大学中医药文化研究与传播中心的调查显示,在天津市所有国家级和市级中医药非遗项目中,能主动利用权威媒体宣传科学权威的中医药非遗知识的不足 10% ;仅 30% 的非遗项目开通了微信公众号,但其更新频率慢,爆款文章(阅读量 1 万＋)很少,手段相对单一或滞后。

三、对中医药非物质文化遗产项目的认识有待提升,传承支持力度有待加强

随着科学技术的发展、城市化进程加快,诸多中医药传统技艺逐渐被现代化生产工艺代替,个别地区对中医药非遗传承工作支持和投入不足,导致一批传统中医

药非遗项目逐渐流失、传统技艺面临失传及创新乏力、教育科研水平降低、传承人积极性受挫、人才梯队面临断层。中医药非遗传承的人才培养严重滞后,以师承教育为主的中医传承教育模式,与院校教育模式难以接轨,落入非主流教育的窘迫境地。一些中医药非遗传承人受到社会歧视,有的长期拿不到行医执照,有的陷入地下半地下困境,有的处于自生自灭状态。中医药非遗保护堪忧、传承乏力,发展更是举步维艰。同时地方政府在促进中医药非遗项目传承传播方面定位不清。限于认识或经济发展的影响,有些地方政府把非遗保护简单等同于经济项目的开发,过于强调项目的经济属性,而忽略了其最重要的社会、文化属性。这一认识上的错位,导致中医药非遗项目的保护难以得到有序的、系统的开发,甚至鱼龙混杂。

第三节　中医药非物质文化遗产保护与传播对策

对中医药非遗项目进行抢救性保护、系统性传承、有效地传播,关系到传统技艺的延续和发展,更关系到维护公众的健康,责任重大、刻不容缓。建议在注意保护的同时加强中医药非遗项目的传播。

一、中医药非物质文化遗产保护助推"文化强国"战略的实施

促进完善中医药典籍、技术和方药名录,分阶段实施中医药非遗精品工程、经典项目,挖掘和传承中医药宝库中的精华精髓。积极支持"中医药"相关项目申报联合国教科文组织人类非遗代表作名录、世界记忆名录,以及国家各级非遗名录体系,扩大传承人群。推进中医药非遗的活态传承,加强对名老中医学术经验、老药工传统技艺的数字化、影像化、智能化记录。加大对濒危中医药非遗项目的抢救性保护,加大对中医药老字号品牌的保护,加大对中医药非遗项目保护传承的支持力度。中医药非遗保护与传播要站在传承弘扬中华优秀传统文化、增强文化自信的高度,助推"文化强国"战略的实施。

二、推进中医药非物质文化遗产"大众传播"

实施中医药文化传播行动,开展中医非遗保护宣传教育,推出一批精品中医药文化学堂、非遗讲堂、名人课堂,利用数字多媒体、移动互联网等多种终端开设"中医文化"课程,策划举办多种形式的中医药文化活动,不断改进中医药文化传播机制。推进中医药非遗的活化展示,助力国家、地方及企业建设运行中医药古籍和传统知识数字图书馆、博物馆、文化馆。专业媒体、新媒体推出中医药非遗项目栏目,让更多群众了解中医药。

三、推进中医药非物质文化遗产项目国际化传播

习近平总书记2014年在给省部级主要领导干部学习班的讲话中提到:"要加强对中华优秀传统文化的挖掘和阐发,努力实现中华传统美德的创造性转化、创新性发展,把跨越时空、超越国度、富有永恒魅力、具有当代价值的文化精神弘扬起来,把继承优秀传统文化又弘扬时代精神、立足本国又面向世界的当代中国文化创新成果传播出去。"

在文化走出去等相关政策的驱动下，海外亮相的中国文化活动和文化产品并不少，但非遗的对外传播表现出较强的随机性，缺乏系统、整体的品牌化传播策略，使文化传播效果大打折扣[3]。不同国家和地区由于受历史文化、地理区位等因素的影响，对中国文化的认知也存在差异。我国的非遗代表性项目具有独特的文化内涵和表现形式，对外传播面临着不小的难度。而对中医药非遗项目来说，由于涉及"医"与"药"的范畴，对海外公众来说，除了文化认知因素外，还面临着当地法规条文、行政政策等方面的影响。所以突出中医药非遗项目的文化属性，挖掘非遗在思想领域、艺术领域、生活领域中的人类共同文化价值成为对外传播的应有之意。

推进中医药非遗项目的国际传播，提升中国文化软实力，推动中医药非遗项目走出去，需要激活非遗的传统特质，并与当地传统文化找到契合点，在差异之中建立文化传播的信任和理解，完成积极有效、有诚意的文化沟通，以实现更有效的传播与交流。

同时支持中医药文化走出去，促进中医药非遗纳入构建人类命运共同体和"一带一路"国际合作框架。推进建立中医药非遗的国际交流与合作机制，借鉴其他国家传统医药文化推广经验，创新中医药文化对外传播方式和途径，推动中医药非遗国际标准和相关规则制定等。

四、制定中医药非物质文化遗产差异化传播策略

研究针对中医药非遗项目种类，建立差异化、科学化传播策略，通过营造良好的中医药非遗保护社会氛围，逐步扩大传统医药（中医药）在各级非遗名录中的比例。探索如何建立全国中医药非遗项目传播平台，促进中医药非遗数据库、中医药博物馆、国家中医药公共文化服务中心等传播载体、公共文化平台的建设。探索设置中医药文化非遗项目传承专项资金，促进中医药非遗项目文化创意产业发展，推动中医药非遗项目文化资源的数字化转化和开发、中医药数字文化产品的创作，加快中医药非遗项目产业基地和区域性非遗文化产业群建设。

五、建立非物质文化遗产保护项目立体化传播路径

（一）传播认识须加强

在传统医药非物质文化遗产项目的保护过程中，应该提高对传播的认识，把传播作为保护非遗项目的重要内容手段，让其发挥在文化传承中的重要作用，弘扬、

宣传、传承传统医药非物质文化遗产。

（二）拓展传播形式

扩大传统医药非物质文化遗产在公众中的知晓率、参与度,就要创新传播形式。针对传统医药的特点,在面向不同年龄段、不同职业、不同学业背景的人群时,开展形式多样的宣传活动,增强传播互动性。比如举办"文化遗产日"系列活动,把传统医药作为重要板块;广泛开展非遗项目进学校、进社区活动,为中小学生、社区老年群众搭建了解传统医药非遗项目的平台;通过挖掘传统医药背后的哲理故事等,激发中小学生学习了解兴趣;通过网络调查问卷,利用新媒体即时互动性强的特点,开展形式多样的活动,提高公众参与度,让公众在互动中知道非遗、了解非遗、喜欢非遗,为非遗的保护传承创造良好的社会舆论氛围。作为主流官方媒体,也应承担起应有的责任,不仅要报道中医药非遗,也要发挥自己的商业资源、智库资源,通过组织策划一些有特色的活动,以活动促传播,以传播促参与,以参与促传承,促进中医药非遗项目更加普及。

（三）更新传播手段

在移动互联技术日新月异的时代背景下,新的传播形态不断出现,网络直播、短视频、虚拟现实技术(VR)等新兴媒体为中医药非遗项目的传播带来无限可能。这些新的传播手段丰富了表现形式,吸引了大批青少年群体的关注和参与。2019年,抖音等平台推出"非遗合伙人"计划,为非遗项目的网络传播做出了积极的尝试。该策划覆盖1000余项国家级非遗项目,与非遗相关的内容介绍、非遗传承人的访谈、非遗作品制作流程的展示,使得喜爱短视频的年轻人和海外用户得以重新发现中国传统文化的魅力。鉴于此,中医药非遗项目也应该积极利用、拥抱移动互联网,借助这些传播平台,拓展中医药非遗项目的社会价值和经济价值。

（四）挖掘传播内容

这是非遗保护传承的核心内容。除了宣传传统中医药非遗项目内容,还应该实现传播内容的"全链"传播,从项目开始的挖掘、整理过程,到项目所蕴含的历史文化价值、反映出的哲学思想、其内在的中华传统文化精华部分,乃至今后如何将既有的文化价值融入当代文化体系中,都应该成为传播的主要内容。同时传播过程中不仅要去记录非遗技艺本身，更要关注非遗项目的历史传承及背后有温度的"人"的故事，能够体现时代特色的、彰显中华传统文化精华和社会主流价值观的故事与案例，使中医药非遗更鲜活地呈现在人们面前。让公众在中医药非遗故事中看到的不仅是中医药知识，更是文化传承。故此，以传播促传承，以传承促发展，让中医药非遗项目重新回归公众视野，并参与到他们的生活中去，是中医药非遗项目再现生机与活力的重要路径之一，是实现中医药非遗项目活态的、可持续发展的道路。

第四节　天津中医药非物质文化遗产项目保护与
传播现状及成果

近年来天津市卫健委、天津市文化和旅游局等主管部门十分重视中医药非物质文化遗产项目保护传承工作。2020 年 6 月 13 日是 2020 年"文化和自然遗产日"。天津市文化和旅游局按照文化和旅游部的要求,围绕"非遗传承,健康生活"的年度活动主题,以传统体育、传统医药和餐饮类非遗项目为重点,结合天津地方特色,策划举办丰富多彩的非遗宣传展示活动,普及非遗知识,宣传健康生活理念,弘扬优秀传统文化。"天人合一"中华传统医药文化专题展、"承古立新"天津传统医药项目技艺展、"仁者爱人"天津市传统医药项目代表性传承人对话、"蒙以养正"非遗健康微视频展播、"不时不食"臻享非遗味道、"本草作用"生长的壁纸等分别于 6 月 5 日、6 月 13 日、6 月 15 日、6 月 21 日,通过"天津非遗中心"微信公众平台和天津市非物质文化遗产网同步推送。活动期间,对达仁堂清宫寿桃丸传统制作技艺、隆顺榕藿香正气水传统制作技艺、宏仁堂紫雪散传统制作技艺等传统中药制药技艺在腾讯和在艺 App 进行现场直播。在文化和旅游部非遗司的指导下,搭建线上"天津非遗购物节"专区,并通过直播带货、联名款首发等形式,对天津市国家级、市级非遗代表性项目进行推介、销售,推动非遗更好地融入当代生活,让人民群众在非遗购物体验中共同参与非遗保护、共享非遗保护成果。

天津市中医药文化研究与传播中心、天津中医药大学文化与健康传播学院积极投入学校"双一流"建设之中,组织师生团队开展相关研究和社会实践活动,取得诸多成果。

一、组织天津市首届中医药非遗保护与传承论坛,组建中医药非遗保护传承联盟

在天津市卫健委、天津市文化和旅游局的支持下,由天津市中医药文化研究与传播中心发起,与天津市非物质文化遗产保护协会合作,于 2019 年 10 月 15 日在天津中医药大学文化与健康传播学院召开了天津市中医药非遗保护与传承论坛暨非遗保护传承人座谈会。论坛期间,天津市非物质文化遗产保护协会、天津中医药大学中医药文化研究与传播中心、天津中医药大学文化与健康传播学院签署三方

合作协议,并成立了天津市中医药非物质文化遗产保护传承联盟。

天津市1~4批共26个国家级、市级中医药非物质文化遗产代表性项目和代表性传承人与会。国家级非物质文化遗产代表性项目代表性传承人、益德成(天津)闻药文化发展有限公司董事长马卫东,市级非物质文化遗产代表性项目、津沽脏腑推拿代表、天津中医药大学第一附属医院推拿科李华南分享了传承经验。各位传承人和代表就中医药非遗项目保护传承过程中的经验、遇到的问题等进行了交流。天津市非物质文化遗产保护协会会长李治邦面向师生做了主题为"天津市中医药非物质文化遗产保护"的讲座。论坛的召开为天津市中医药非遗项目建立了交流、合作、共享平台,开启了非遗保护的新篇章。此次论坛得到《中国中医药报》《中老年时报》、津云等媒体的报道,在社会上形成一定的影响力。

二、展开相关学术研讨

天津中医药大学文化与健康传播学院多次围绕课题召开学术研讨会,推动项目的学理化、专业化研究。已发表相关学术论文4篇,从新冠肺炎疫情中中医药新闻传播、中医药非遗保护传播现状、网民对中医药的态度及中医药非遗进校园多角度探讨了新时代中医药非遗的传承与传播。

《突发公共卫生事件的中医药新闻传播》发表于《新闻战线》(人文核心期刊)2020年第9期上,文章基于新冠肺炎疫情背景,研究了微信公众号、微博等新媒体中有关中医药的信息发布情况,探究了中医药传播失衡的原因,并提出了未来提升中医药社会化传播效果的策略:加强自媒体监管力度、提升公众中医药素养、提升医学从业者传播技能、加强中医药非物质文化遗产项目传承等。《中医药非物质文化遗产保护与传播问题及对策》发表于《新闻战线》(人文核心期刊)2021年第1期上,文章介绍了目前我国中医药非遗的传承保护现状,并对目前中医药非遗学术研究进行了汇总梳理,指出相关学术基础非常薄弱,亟待研究。研究指出,中医药非遗保护工作重视程度、传承支持力度、传承发展体制机制、对外传播意识、传播技能等方面均需提升。具体对策包括组建相关协会机构、推进中医药非遗服务"文化强国""健康中国"战略、加强非遗人才培养、推进中医药非遗保护法制建设、制定科学化差异化传播策略、建立"立体化"传播路径等。《互联网用户对中医药态度的调查分析——以豆瓣小组为例》发表于《文化产业》2020年32期中,文章通过对经典社交平台、知识分享社区——豆瓣用户的问卷调查,发现大多数豆瓣网友支持并赞同中医药事业发展,绝大多数人能够理性看待中医药话题。Web2.0 时代中医药文化的传播应注重善用新媒体、政府加强监管、媒体善于引导、高校加强人才培养及做好中医药非遗的网络宣传工作。《中医药非物质文化遗产校园推广策略探究》发表于《科技资讯》2021 年 4 月刊,文章研究发现人们对中医药非遗的认知渠道少、关注度低,显示出当前中医药非遗进校园的必要性,探究了中医药非遗校园推广思路与策略:提供政策支持、动员社会力量、编写科普读本、开展多种传播活动、拓宽传播渠道等。

三、新闻媒体开设专栏,发表系列文章

天津中医药大学文化与健康传播学院组织师生 40 余人,对 8 项国家级、14 项市级及 10 项区级中医药非物质文化遗产传承人进行了采访。并与天津市非遗保护协会合作,在《中国中医药报》《中老年时报》分别开设"天津市中医药非遗项目展示""津沽中医药非遗"专栏,利用大众媒介"展示非遗风采、传承中医药文化"。自 2019 年 10 月 14 日至 2020 年 7 月 23 日在《中国中医药报》共发文章 28 篇,共计 6.6 万余字;自 2019 年 10 月 13 日至 2019 年 12 月 6 日在《中老年时报》发文 8 篇,近 2 万字。文章同时还见于两份报纸的电子刊、中国中医药网,大大提振了天津市中医药非物质文化遗产的宣传声势。《中国中医药报》是中医药行业全国唯一的权威性大报,《中老年时报》是全国首份面向中老年人群的主流报纸。专栏刊载媒体选取适当、定位准确,社会效果良好,很好地发挥了专业媒体、大众媒体在中医药文化传承方面的积极作用。

四、开展天津中医药非遗口述史研究

天津中医药大学中医药非遗传承与传播研究项目组对国家级、天津市级 28 位非遗传承人进行了深度访谈,并将访谈过程进行了音视频的录制,又组织师生对访谈资料进行整理,将按照每位传承人大约 30 分钟时长进行音视频资料的整理、剪辑。同时以每位传承人的访谈资料为基础,结合非遗项目发展史料、现状等撰写《天津中医药非物质文化遗产传承人口述》一书,预计 20 余万字,预计 2022 年出版。

天津市开展的中医药非物质文化遗产保护传承与传播诸多研究已取得初步研究成果,在学术研究、保护推动、史料发掘留存、非遗项目的现代化、大众化传播方面均有一定促进作用。

参考文献

［1］王文章.非物质文化遗产概论［M］.北京:教育科学出版社,2013.

［2］高金燕.媒介融合视野下非物质文化遗产的传承与创新发展［J］.西北民族大学学报(哲学社会科学版),2020(6):132-139.

［3］于丹,高飞.中国非物质文化遗产对外传播的技术赋能与价值转化［J］.对外传播,2020(8):18-20.

    (本章内容是天津市2019年度哲学社会科学规划项目"新时代中医药非物质文化遗产传承路径与传播策略研究"研究成果之一。项目编码:TJKSWT1929)

下　编

中医药文化研究论文精选

突发公共卫生事件的中医药新闻传播

毛国强　孔令彬　段　煜

2020年初,武汉暴发新型冠状病毒肺炎疫情,随后波及国内大部分地区,全国人民投入抗疫之战。与此同时,无论是官方媒体还是自媒体,关于疫情的防控、数据分析、治疗效果、科研成果等新闻报道和信息传播数量呈现猛增趋势。

新冠肺炎疫情发生以来,习近平总书记在会议部署和调研中多次提及中医药,要求不断优化诊疗方案,坚持中西医结合,加大科研攻关力度,加快筛选研发具有较好临床疗效的药物,为疫情防控、病患救治等指明了方向。资料显示,截至3月23日,全国新冠肺炎确诊病例中,有74 187人使用了中医药,占患者总数的91.5%,其中湖北省有61 449人使用了中医药,占全省患者总数90.6%。新冠肺炎疫情发生后,全国各地4900余名中医药人驰援湖北,占援鄂医护人员总数的13%,张伯礼、黄璐琦、仝小林3位中医院士及数百名专家奋战一线。临床疗效显示,中医药总有效率达90%以上。不难看出,中医药在此次抗击疫情过程中发挥了重要作用。

在疫情期间,天津中医药大学中医药文化研究与传播中心、文化与健康传播学院组织调研团队开展了针对各类媒体微信、微博新冠肺炎疫情相关报道和信息的监测。选取武汉疫情高峰期间(1月23日至2月22日)1个月的数据,包括各类媒体46个,涉及中医药报道和信息的样本近2000个。其中22个微信公众号包括央视新闻等5家中央媒体,澎湃、界面等13家地方媒体,丁香园、八点健闻、三甲传真3家自媒体,中国中医1家行业媒体。微博则选取了每日经济新闻、长江日报、头条新闻等24家媒体的官方微博。团队以各类媒体微信公众号推送、微博及其评论为研究对象,进行数据整理和分析,探讨中医药新闻、信息传播中遇到的问题与解决方案。

作者简介:毛国强,天津中医药大学文化与健康传播学院,教授。

孔令彬,天津中医药大学文化与健康传播学院,主任记者。

段煜,天津中医药大学文化与健康传播学院,讲师。

一、关于微信公众号推送的调查分析

与其他网络传播途径或平台相比,微信公众号具有主题突出、阅读便捷、不占用手机空间等优点,是新媒体传播的重要途径。调研团队在监测中发现以下主要问题。

(一)媒体公众号中医药主题推送"缺失"和功能"失调"

统计显示,除行业媒体宣传中医外,其他媒体对中医药主题的微信推送较少,5家央媒中医药主题相关推送占疫情相关推送的比例不到1%,地方媒体和综合性媒体微信公众号推送占比也仅有1.2%。在对这些推送文章进行分析整理时发现,文章的主题较为单一,主要集中在新冠肺炎诊疗方案等,选题覆盖面不宽。

(二)医药类自媒体公众号中医药主题热度不高

自媒体有天然的追逐热点的属性,点击率或流量成为影响自媒体生存的重要因素。但在此次疫情中,中医药全程参与,疗效显著,受众关注,本该作为自媒体选择热点的内容却未得到足够重视,对医药类微信公众号监测发现,一个月仅有5篇相关推送。

(三)中医药主题爆款文章偏少

"中国中医"是国家中医药管理局官方账号,是中医药类最具代表性的官方媒体之一,是此次报道中医药行业内容的主力平台。统计数据显示,中医药主题推送文章占疫情相关报道的50%,有139篇,其中点击量达10万以上的仅有10篇。这说明绝大多数文章无论是主题策划还是文章内容均不太吸引受众,点击率偏低。

二、从微博质疑中医的评论看改进中医药传播的迫切性

与微信相比,微博平台的评论区更加活跃,更能直观反映普通用户对待中医药类信息的态度。在此次疫情的微博报道中,涉及中医的评论在评论区呈现出较为明显的两极化。

24个微博账号在一个月时间内发布涉及中医药内容的微博405条。从数量上看,中医药微博占疫情信息总数的比例处在一个很低的水准,但从绝对数量来看,这些微博引发的网民评论仍具有一定的内容分析层面的意义。考虑到账号活跃

度、粉丝数量及是否开启评论精选等因素,调研团队选取中国新闻网、澎湃新闻和新京报作为典型个案,将其他媒体微博作为参考。经过分析,涉及对中医药的质疑主要分为四类。

第一类,理由不明的纯粹反对。此类评论对中医持简单的否定态度,但并没有给出任何理由,占全部质疑评论的62%。主要表现方式除单纯对中医进行抨击与讽刺外,还包括将中医和西医对立、将中医等同于江湖骗子和"巫医",且不乏偏激甚至侮辱性言论。如话题#浙江推出中药预防疫病推荐处方#微博下的热评"很好!正好炒菜也用得上",以及在多个微博评论下都出现的"中医是一种有意无意的骗子"等。

第二类,没有依据、主观质疑,认定中医背后存在利益推手,占全部质疑评论的8%。如话题#透解祛瘟颗粒成广东应用院内制剂#微博下的热评第二名"平时医院开死贵又没用的中成药也就算了,这个时候,中医能不能消停一下"。

第三类,评论偏激地认为中医药的治疗成果主要得益于患者基于自身免疫力的"自愈",而非医药本身起了作用,占全部质疑评论的11%。如话题#北京又一名新冠肺炎患者痊愈出院#微博下的热评第一名"明明靠抵抗力,中医非说它治好的",以及评论者在评论下的补充"中医吹请先回答我的问题,既然中医神,为啥世界上会有治不好的病"。

第四类,认为虽然中医药具有一定疗效,但是没有一套严谨的标准,包括中医没有一套标准化的理论、中药未经过毒理检测或毒理检测不合格等,占全部质疑评论的19%。这类评论的内容大都很相似,集中于要求中医进行双盲检测和设置中医西医的对照上。如话题#清肺排毒汤对新冠肺炎具有良好疗效#微博下的热评"南郭先生就喜欢混在合奏队伍里滥竽充数,让他单独演奏,跟别人对照试试"。

可以看出,目前对于中医药的质疑存在两个明显倾向:一是对中医有很多"有罪推定"式的恶意揣测,二是一些质疑更多是由于对中医不了解而产生的,这类质疑往往运用西医的思想体系和评价标准来评判中医作用,进而得出中医存在问题的结论。

三、中医药传播失衡的原因探究

疫情期间,各类媒体有关中医药的报道和发布的信息呈现出一种"缺失与失衡"状态,失去了利用此段时间把握传播时机主动而为之"时"。分析媒体监测数据,主要有以下几点原因。

(一)公众议程与媒体议程失衡

传播学议程设置理论的研究显示,高度的相关性和高度的不确定性可能导致高度的导向需求[1]。在突发公共卫生事件中,疫情的发展具有不确定性,又涉及社会生活、经济发展、公众健康等各层面问题,造成公众对信息高度的导向需求。毋庸置疑,在此次疫情中,中医诊疗方案、诊疗效果等是公众最为关注的话题之一。作为重要的主流传播平台,人民日报、新华社、央视、中国中医药报等媒体进行了客观报道。大多数媒体及微博、微信公众号推送内容与公众关切脱节,出现"传播失衡"现象,甚至在公众舆论场中出现情绪化对立。

(二)个别媒体导向意识缺失

在突发公共卫生事件中,新闻媒体更应有舆论引导的意识。引导意识缺失,是没有树立正确新闻观的表现,不仅会影响媒体公信力,对社会稳定也会造成负面影响。此次部分主流媒体微信公众号中医药信息推送、微博话题互动中,导向意识的缺失主要表现在对中医药发挥的重要作用认识不深入,报道角度单一,事实选取失衡。"中西医之争"历来是公众关注的话题,也是媒体关注的话题。导向正确,有利于减少和消除公众对中医药的质疑,从争论的死胡同中走出来,实现从关注过程到关注疗效的转变,对中医药在公众中的传播不失为一个良机;导向错误或者不予以正确引导、对新闻选择性失声,不利于公众对中医药的真正了解,也不利于中医药科学有效传播。

(三)中医药传播专业人才和公众中医药学素养匮乏

媒体在中医药报道方面出现的问题,暴露了中医药传播专业人才缺乏和公众中医药素养匮乏的现状。中医药学有着独到的系统知识,但很多媒体记者和公众认识多停留在表面,不能领会其文化内涵和功效,容易引起误解和曲解。对公众而言,有关中医药的疗效、机制等,通过传播主体以通俗的语言、创新的形式讲述出来,才能取得良好的传播效果。中医药相关的传播主体不仅要具备一定传播能力,更要对中医药知识及中医文化内涵有较为系统的了解。

四、积极发挥媒体舆论引导作用

近年来,习近平总书记在许多重要会议、重要活动提及中医药,并就中医药工作做出重要指示,成为加快促进中医药传承创新发展的根本遵循和行动指南。媒体应充分发挥舆论引导作用,审时度势,加强舆论引导。

(一)突出建设性

移动互联时代,公众的个性化需求越来越强烈,增强传播实效、满足不同受众个性化需求是媒体追求的目标。要强化使命意识,处理好差异化传播与大众传播的关系,处理好"想知"和"应知"的关系,处理好满足需求与提升素养的关系[2]。新冠肺炎疫情提供了宣传中医药的契机,新闻媒体应抓住中医药特点,以传统中医理论及其科学性作为重点报道内容,在"应知"上做文章、下功夫,提高公众对中医药的理性认知和认同。

(二)重视"时度效"

"时度效"是检验新闻舆论工作水平的标尺,为媒体做好突发事件的舆论引导工作指出了方向。疫情期间舆论引导的"时度效"该如何把握?时——抢抓黄金第一时间,结合疫情不同阶段的客观事实,实现动态发布,及时通过媒体向公众介绍相关信息;度——掌握报道分寸、火候,通过采访专家学者等,发布权威客观信息,避免失真、失范和失态;效——满足公众对中医药知识的需求,凝聚社会共识,重点宣传中医药知识的实用、实效、便捷等,为中医药在防疫中发挥作用营造良好舆论氛围。

(三)增强个性化

媒体可以利用大数据或与数字平台合作,对受众、内容、时间、渠道、平台等进行分析研判后,推出个性化报道方案,以满足不同受众对中医药知识、信息的需求,同时专业类媒体等可以联动实现矩阵传播、有效传播。

人民网(人民视频)、中国日报等对中央指导组专家组成员、中国工程院院士、天津中医药大学校长张伯礼进行了多次采访报道,形式不同、角度各异。3月18日到4月底,一个多月时间内,应世界卫生组织、世界中医药学会联合会、世界针灸学会联合会、中华中医药学会、中国驻日本大使馆、中国驻澳大利亚大使馆、中国驻美国洛杉矶总领事馆等的邀请,张伯礼院士通过人民网、人民视频、新华网、中国网等渠道参与网络会议和直播16次,与美国、意大利、法国、澳大利亚、新西兰、墨西哥、日本、伊朗、菲律宾等国专家进行中药临床试验交流,分享中国的中西医结合抗疫经验,并向海外侨胞、留学生、专家介绍疾病预防常识和中医药治疗新冠肺炎成果,这些新颖的个性化报道视频点击量达到数百万人次,取得了很好的宣传效果。

调研发现,人们对于中医的许多质疑并不完全是基于理性思考的。因此,中医药传播的对象并非所有对中医持质疑立场者,还有持中立和理性质疑态度的群体。对于这些群体,应当加强中医原理的介绍,说明中医与西医的区别及各自优势,解决质疑度较高的问题,使理性质疑者打消疑虑,使持中立态度者不被误导,正确认识中医的有效范围和功能。

五、做好中医药社会化传播

要做好中医药新闻报道、信息传播,除主流媒体以外,自媒体、受众及社会各界都要各尽其责,对内容、形式等各方面加以改进和完善。中医药要发挥更大作用,造福百姓,社会传播任重道远。

（二）加强对自媒体监管力度

监测发现,许多自媒体随意转载、制作、编造未经专家和业内人士审核、缺乏科学性甚至虚假的预防新冠肺炎的中医养生知识、中药方等,这些伪信息混淆视听,也降低了中医药的公信力。主管部门应联合中医药管理部门加强对自媒体信息发布的监管、核查力度,对恶意歪曲事实和虚假不实的中医药信息进行及时删除和澄清。

（二）着力提升公众中医药素养

许多微博评论,如针对"自愈"的质疑等,很大程度上是由于公众中医药素养偏低、不了解中医诊病原理,媒体应针对性地进行知识普及。在营造中医药良好舆论环境的同时,职能部门也应围绕国家中医药发展战略,联手制订相应中医药科普与传播计划,提升民众的中医素养和认知水平。

（三）提升医学从业者传播技能

医生作为专业人员,对于医学层面的观点和判断远比媒体从业者具有更高的社会认可度。中医药传播应将医学从业者尤其是中医从业者纳入传播范围,在医护群体中有针对性地进行传播技巧培训,既能提升医学从业者对于传播和沟通的重视程度,也能让他们在中医药传播中发挥自身独特作用。在西医群体中进行中医药文化主题传播,则有助于西医更加深入了解中医,防止两种医学之间出现内耗。

(四)加强中医药文化传承

做好中医药文化传承与传播,要从青少年抓起。近几年,虽然北京、天津等地区已经有一些与中医药文化传播相关的少年儿童读物面世,但数量和结构上都不平衡,家长和孩子可选择的余地不大。天津中医药大学在张伯礼院士的带领下,于2019年出版了全国首套共5册《中医药文化传播丛书》,其中就包括《中医药文化精选读本》,分为小学版和中学版。此外,还要在公众中加强中医药非物质文化遗产的保护与传承。

张伯礼院士指出,为中医药发声的实质是弘扬中华传统文化,不断加强国人的文化自信,为中国百姓健康福祉,大力传播中医药文化,不是为中医"争得名分",而是把中医药呈现在"应有的地位"上,使之在"健康中国"战略中,为维护中国人民的生命健康发挥更大作用。

参考文献

[1]王禹涵.论导向意识在新闻舆论监督中的缺失及规避[J].今传媒(学术版),2015,23(6):14-15.
[2]桂宣.提升舆论引导水平 汇聚战"疫"强大力量[N].广西日报,2020-02-20.

(本文原刊于《新闻战线》2020年第9期)

中医药文化在泰国的传播和发展现状分析

熊水明　邢永革

党的十八大以来,以习近平同志为核心的党中央高度重视中医药的对外交流合作,国务院印发《中医药发展战略规划纲要(2016—2030年)》提出,"加强中医药的对外交流合作,实施'走出去'战略,推进'一带一路'建设,推动中医药事业在海外的创新发展。"[1]在十九大报告中,再次提及"健康中国"战略,强调要坚持中西医并重,传承和发展中医药事业。伴随着国家经济的快速发展,国家"一带一路"倡议的推行,中医药作为国家文化软实力的重要体现,成为国际交流合作的重要组成部分。2000年7月,中医在泰国实现全面合法化,中医学习者在完成规定的学习后,参加中医执业考试,成绩合格即可领取医师资格证,拥有行医资格,使得泰国成为中国以外世界上最早实现中医合法化的国家[2]。2017年10月21—22日,由世界中医药学会联合会主办、泰国中医师总会承办的第十四届世界中医药大会暨"一带一路"中医药文化周在泰国曼谷举行[3]。会议期间,"中医药文化与非物质文化遗产保护"作为一项重要议题,成为中医药国际发展战略的讨论内容之一。

经过历代华侨的传承发展和本土中医师的学习创新,泰国中医药已然进入快速发展的阶段,西医、泰医、中医三者处于互融共通的发展态势[4]。笔者利用在泰国华侨崇圣大学中医孔子学院担任汉语教师志愿者的机会,对中医药文化在泰国的发展和传播现状进行了调研分析。

一、中医药文化在泰国的传播现状和途径

中医药文化在泰国的传播主要有两大形式:一是依靠开设中医专业教育的各高校,通过专业教育、义诊、学术研讨会等形式传播中医药文化;二是依托中泰教育机构合作共建的孔子学院(课堂),通过讲座、文化体验等形式扩大中医药文化的影响。

作者简介:熊水明,天津中医药大学,硕士研究生。

邢永革,天津中医药大学文化与健康传播学院,教授。

(一)高校传播中医药文化

高校是文化传播和交流的重要场所,中医药文化依托中医高等教育,潜移默化地在年轻学生群体中形成"中医思维",将"天人合一""整体观念""阴阳平衡""大医精诚"等中医文化理念传播出去。

当前,泰国已有 9 所高校与国内中医院校开展联合培养中医专业本科生教育[5],包括华侨崇圣大学(Huachiew Chalermprakiet University)、庄甲盛皇家大学(Chandrakasem Rajabhat University)、珂叻学院(Nakhon Ratchasima College)、皇太后大学(Mea Fah Luang University)、碧瑶大学(University of Phayao)、清莱学院(Chiangrai College)、国立法政大学(Thammasat University)、兰实大学(Rangsit University)、萱素南塔皇家大学(Suan Sunandha Rajabhat University)。其中华侨崇圣大学作为最早开办中医专业本科教育的高校,率先进入中医硕士研究生教育阶段,与上海中医药大学和天津中医药大学分别签署联合培养中医硕士协议,2018 新学年将面向泰国招收硕士研究生。

高校通过中医专业教育,将"天人合一""整体观念"等中医药文化思想根植到学生心中,培养学生的中医思维。同时为了让学生能够把课堂理论知识转化为实际应用能力,各合作院校定期安排学生到大学周边的社区开展中医义诊活动,通过义诊提高学生的中医专业水平,医者的"大医精诚""仁心仁术"等精神也在实践中得以强化和提升。

(二)孔子学院传播中医药文化

孔子学院作为中国国家汉语国际推广领导小组办公室(简称"国家汉办")下设在国外大学或研究院之类的教育机构里非营利性的社会公益组织,创办 10 余年来,发展到了相当大的规模,运营模式也渐趋成熟。2013 年 2 月,教育部发布《孔子学院发展规划(2012—2020 年)》,支持和鼓励以商务、中医、武术、烹饪、艺术、美食、旅游及职业技能等为特色,开办特色孔子学院,在汉语语言教学与推广传统文化的同时,开展中华文化和当代中国学术研究,走一条学术研究型发展路线[6]。中医作为国家文化软实力的重要表现,中医特色孔子学院在全球范围内陆续挂牌,推动了中医药文化的对外推广。泰国也不例外,于 2016 年 10 月建立了首家中医特色孔子学院——华侨崇圣大学中医孔子学院。在华侨崇圣大学中医孔子学院和东方大学孔子学院两所以中医为特色的孔子学院积极推动中医药文化传播的同时，其他传统孔子学院也开始青睐中医药文化，并将其融入传统文化宣传活动中。

1. 中医特色孔子学院的中医药文化传播

（1）华侨崇圣大学中医孔子学院。华侨崇圣大学中医孔子学院（简称"中医孔子学院"）是泰国唯一一所以"中医"命名的孔子学院，由泰国华侨崇圣大学与天津中医药大学合作共建，于2016年10月20日正式挂牌。中医孔子学院始终坚持"两线四支点"为宗旨，即中文与中医并重，中国传统文化与中医药文化共同发展，推动中医药在泰国的普及和深化。

建院一年多以来，在中文教育、中医药传播方面取得稳步发展，尤其是将中医教育、中医药文化传播作为中医孔子学院发展的重心。表现之一是将中医孔子学院作为沟通的桥梁，推动天津中医药大学分别与萱素南塔皇家大学、华侨崇圣大学合作兴办中医本科教育和中医硕士教育，使泰国中医专业教育走向深入。其二，为提高泰国本土中医教师的教学水平建立了"中医药培训中心"，挂牌至今先后举办了两场中医药专业培训讲座。其三，是开展中医养生讲座活动，每月定期举办"健康与中医"系列讲座，增强了在校大学生与教职工的中医养生保健理念。此外，在非中医特色孔子学院开展中医养生讲座6次，助推中医药文化在其他孔子学院的普及。其四，定期参与大学组织的社区服务，将中医义诊带进社区，惠及泰国普通大众。此外，中医传统气功"八段锦"也走进了社区，让泰国民众感受到中医药文化的神奇魅力。其五，通过学术研讨会平台传播中医药文化。2017年8月6日，中医孔子学院中方院长仲强惟教授参加了萱素南塔皇家大学举办的"健康老龄化"国际学术会议，并做了《中医应对健康老龄化》报告，与来自美国、日本、澳大利亚等8个国家的学者共同探讨老年健康问题，分析"中医体质学说"在服务泰国老年群体中所起的作用。总之，中医孔子学院积极致力于中医药在泰国的普及，从各方面深化中医药的发展，在中医药文化推广方面发挥着积极的作用。

（2）东方大学孔子学院。东方大学孔子学院（简称"东大孔院"）由泰国东方大学与温州大学、温州医科大学共同建立。东大孔院是在华侨崇圣大学中医孔子学院建院之前泰国唯一一所在推广汉语语言文化的基础上引入中医特色的孔子学院。

东大孔院为协助泰国中医师总会提高中医师行医水平,在东大孔院设立"泰国卓越中医师培训基地"[7],并于第十四届世界中医药大会上正式揭牌。该培训基地定期开展中医培训、义诊活动,推动了泰国东部地区中医药文化的传播和普及。如2017年举办的"中医养生保健泰国行"活动,分别在春武里府(Chon Buri)、罗勇府(Rayong)社区开展中医义诊活动,让中医药文化走进泰东广大社区。

2. 非中医特色孔子学院(课堂)的中医药传播

截至2017年底,孔子学院总部/国家汉办已与泰国各教育单位合作共建16所孔子学院和20所孔子课堂(以汉办官网为准)。各孔子学院每年定期开展本土汉语教师培训,在传统汉语师资培训的基础上,将中医养生文化作为"润滑剂",让广大教师在深化学习汉语教学技能的同时,了解中医养生文化理念。调查发现,仅2017年一年,就有9所孔子学院(课堂)开展了12场中医药相关文化活动,受众达千人,扩大了中医药文化在泰国的影响。

二、中医药文化在泰国的传播特点分析

(一)高校中医专业教育成为中医药文化传播的重要平台

泰国中医专业教育主要采取中泰高校联合培养模式,授课教师主要有两个来源:一是国内中医院校派遣师资,每学年中方合作单位与泰方学校协商定期派中医专业教师给学生授课;二是泰国本土师资,泰国高校推荐本校中医专业优秀学生定向培养硕士/博士,在中国高校完成硕士/博士学位,归国后成为大学的中医教师,提高本校的师资力量以促进本土中医专业教育的发展[8]。

中泰高校联合培养中医本科教育成效斐然,已经成为泰国高校发展中医专业教育的有效模式,目前泰国开设中医专业教育的高校均与国内中医院校达成合作协议(见表1)。联合培养模式共同推动了中医药文化在海外的传播,让国内中医院校的优秀文化资源与泰国高校实现共享,中医药文化在泰国年轻一代的中医学生群体中得以生根发芽。

表1　泰国高校与国内合作单位开展中医专业教育一览表

序号	中国合作单位	泰国合作单位	开办时间
1	上海中医药大学	华侨崇圣大学	2003 年[10]
2	成都中医药大学	珂叻学院	2006 年[11]
3	厦门大学	庄甲盛皇家大学	2006 年[12]
4	辽宁中医药大学	庄甲盛皇家大学	2007 年[13]
5	广州中医药大学	皇太后大学	2012 年[14]
6	广西中医药大学	碧瑶大学	2013 年[15]
7	广州中医药大学	碧瑶大学	2013 年[15]
8	湖北中医药大学	清莱学院	2013 年[16]
9	北京中医药大学	国立法政大学	2016 年[17]
10	南京中医药大学	兰实大学	2017 年[18]
11	天津中医药大学	兰实大学	2017 年[18]
12	天津中医药大学	萱素南塔皇家大学	2018 年[19]

(二)孔子学院成为中医药传播的新窗口

孔子学院作为海外中国传统文化推广的重要阵地,在中医药文化推广方面发挥着重要作用。

中医特色孔子学院将中医专业教育作为孔子学院发展的立足点,开设中医教育专业,把中医本科与研究生教育、中医专业培训纳入中医孔子学院的日常工作,借助孔子学院这一平台让中医药教学资源在海内外实现共享。其次,将中医药文化作为孔子学院文化推广的着力点,积极将中医药文化的精髓传播到海外的大学、社区。非中医特色孔子学院也将中医药文化作为孔子学院日常文化活动的一部分,满足了广大教师群体以及学生对中医药文化学习的需求。通过对2017 年各孔子学院(课堂)开展中医活动的调查(见表2),可以发现,各传统孔子学院开展了丰富多样的中医药文化活动,包括中医养生保健讲座、中医义诊、中医文化体验、太极拳等。

表2　2017年,非中医特色孔子学院(课堂)中医活动举办一览表

序号	举办时间	孔子学院(课堂)	中医专题活动
1	2017.2.8	农业大学孔子学院	"医者仁心"中医体验活动
2	2017.2.20	曼松德·昭帕亚皇家师范大学孔子学院	"走进中医的奇妙世界"专题开放日
3	2017.2.20	农业大学孔子学院	"中医穴位养生与食疗"中医讲座
4	2017.2.22	农业大学孔子学院	"中医视角下的词语解读"专题讲座
5	2017.3.3	岱密中学孔子课堂	中医养生保健讲座
6	2017.3.13—14	宋卡王子大学普吉孔子学院	"中医(针灸)与养生"系列讲座与义诊活动
7	2017.8.20	明满学校孔子课堂	"中医养生保健泰国行"义诊
8	2017.9.27	海上丝路孔子学院	"中医养生"专题讲座
9	2017.10.18	曼松德·昭帕亚皇家师范大学孔子学院	"民生关怀"中医文化日活动
10	2017.11.18	皇太后大学孔子学院	第十六届太极气功大会
11	2017.12.9	易三仓大学孔子学院	"中医帮你打开健康之门"养生讲座
12	2017.12.21—22	清迈大学孔子学院	"国医,在路上"中医系列体验活动

三、中医药文化在泰国的传播中存在的问题及应对策略

中医药文化在泰国经过一代又一代人的努力,已逐渐让泰国民众感受到中医在治疗疾病方面发挥的重要作用。但同时也应看到,中医药文化的传播还存在一定的问题,应当引起重视,并应及时调整"风帆",让中医药文化传播得以深化。

(一)中医药文化在泰国的传播中存在的问题

1. 专业人才匮乏

随着全球"中医热"的出现,海外中医人才出现短缺,且整体水平有待提高。调查发现,泰国开设中医专业教育的高校,国内派去的中医教师完成规定课时量后便归国,基本不涉及本土教研活动;而泰国本土中医教师的学历水平大多停留在硕士研究生阶段,博士研究生屈指可数,有待进一步提高学历水平。虽然泰国中医专业教育已历经了10余年的发展,但是中医教师在科研方面的创新意识不强。孔子

学院在开展中医药文化活动方面,由于缺乏专业人才,主要靠从国内邀请中医专家到当地开展文化宣传活动,各孔子学院的公派教师、汉语教师志愿者主要是来自语言类相关专业,对于中医专业知识缺乏系统学习,无法满足孔子学院开展中医文化活动的需求[19]。

2.传播方式相对单一

调查发现,当前泰国各高校及孔子学院开展中医药文化的主要形式为中医讲座、义诊、养生气功体验等各类"体验－感悟"活动[20]。虽然各类文化活动极大地提高了受众对中医文化的热情,但是在专业化的中医教育、中医研讨、中医专业培训等方面开展活动较少,且缺乏针对性,有待进一步改善。

(二)中医药文化在泰国的传播应对策略

对于当前中医药文化传播过程中存在的问题应及时采取有效措施,进一步加强中医药文化在海外的传播力度。

1.优化师资力量,国内中医院校积极推进中医药文化的海外传播

国内中医院校应发挥专业院校的专业和学科优势,鼓励中医教师积极投入孔子学院总部人才选拔中,建立优秀师资共享机制,保障海外中医药专业教育及孔子学院师资的合理配置[21]。中医专业教师应树立创新意识,实现坐诊、教学、科研等有效联动,将"医、教、研"有机结合,提高师资整体教学和科研水平。

2.创新文化推广形式,形成自身发展特色,让"舶来品"与本土有机结合

中医特色孔子学院在中医药文化传播方面应继续发挥带头作用,积极创新活动形式,将中医药文化的继续教育、专业培训、研讨会等积极融入泰国本土医药事业发展中,探索中医药与泰医药有机结合的方式,谋求中医药与泰医药协同发展、共同繁荣。

四、结语

中医药海外传播热适应当今世界人民对健康的共同追求,在中泰各高校和孔子学院(课堂)的共同努力下,中医药文化传播已取得了喜人的成果,这离不开广大中医药文化工作者的不懈努力。但是中医药的传承和传播任重道远,需要更多的中医药文化传播人才加入,群策群力,这样才能让中医药在海外传播得更深更远,使中医药成为中外人文交流、民心相通的亮丽名片。

参考文献

[1]中华人民共和国中央人民政府.中医药发展战略规划纲要(2016—2030 年)[EB/OL].ht-tp://www.gov.cn/zhengce/content/2016－02/26/content_5046678.htm,2016－2－26.

[2]泰国宣布中医合法化[J].时珍国医国药,2000(8):727.

[3]第十四届世界中医药大会新闻发布会[J].世界中医药,2017,12(5):1148.

[4]李湘纯.中医药在泰国发展存在的问题及对策研究[D].北京:对外经济贸易大学,2007.

[5]谢强明,徐一兰,李明月,等.泰国中医教育发展概况[J].天津中医药,2015,32(7):442－444.

[6]中华人民共和国教育部.孔子学院发展规划(2012—2020 年)[EB/OL].http://www.moe.gov.cn/jyb_xwfb/gzdt_gzdt/s5987/201302/t20130228_148061.html.2013－2－28.

[7]人民网.泰国首家执业中医师培训基地落户东方大学孔子学院[EB/OL].http://world.people.com.cn/n1/2016/0324/c1002－28225260.html,2016－03－24.

[8]李倩,王卫,陈泽林,等.泰国针灸教育与发展[J].天津中医药,2014,31(10):631－633.

[9]Huachiew Chalermprakiet University. Faculty of Chinese Medicine[EB/OL]. https://www.hcu.ac.th/ch/faculty－of－chinese－medicine.

[10]Nakhon Ratchasima College. Faculty of Traditional Chinese Medicine [EB/OL]. http://tcm.nmc.ac.th/th/home.php.

[11]厦门大学新闻网.我校与泰王国庄甲盛呐察帕大学签立中医教育合作谅解备忘录中医正式进入泰国国立大学全日制教学[EB/OL].http://news.xmu.edu.cn/90/e3/c1552a37091/page.htm,2006－02－22.

[12]Chandrakasem Rajabhat University. College of Alternative Medicine[EB/OL].http://www.amc.chandra.ac.th/index.php/2017－08－08－12－46－56.

[13]广州中医药大学新闻网.泰国皇太后大学与我校签署合作谅解备忘录[EB/OL].http://www.gzucm.edu.cn/info/1172/7865.htm,2012－10－05.

[14]University of Phayao. Faculty of Medicine Department of TraditionalChineseMedicine[EB/OL].http://www.medicine.up.ac.th/cmed/Course.aspx.

[15]ChiangraiCollege[EB/OL].http://www.crc.ac.th/2015/curriculum03.php.

[16]Thammasat University. Chulabhorn International College of Medicine[EB/OL].http://cicm.tu.ac.th/Curriculum_Cn/chineseMed.php.

[17]Rangsit University. College of Oriental Medicine [EB/OL]. https://www2.rsu.ac.th/faculty/College-of-Oriental-Medicine.

[18]Suan Sunandha Rajabhat University. College of Allied HealthSciences[EB/OL]. https://ahs.ss-

ru. ac. th/th/news/view/12022561.

[19]胡以仁,何清湖,朱民,等.基于"中医 +"思维探讨孔子学院在中医药文化传播中的作用
[J].中医杂志,2017,58(15):1336 – 1338.

[20]周延松.中医孔子学院的语言文化传播及其模式构建[J].世界中西医结合杂志,2014,9
(11):1241 – 1242,1260.

[21]徐永红.对外传播语境下中医药文化的发展[J].南京中医药大学学报(社会科学版),2015,
16(1):11 – 14.

(本文原刊于《环球中医药》2019 年第 3 期)

浅谈中医药文化传播策略

石　陨

中医药文化是中医药学的根基和灵魂。正如 2010 年 6 月 20 日习近平同志出席澳大利亚皇家墨尔本理工大学中医孔子学院授牌仪式时所指出的："中医药学凝聚着深邃的哲学智慧和中华民族几千年的健康养生理念及其实践经验，是中国古代科学的瑰宝，也是打开中华文明宝库的钥匙[1]。"中医药以人为本、崇尚和谐，体现了中华民族的认知方式和价值取向，体现了我国文化软实力[2]。2009 年，国务院《关于扶持和促进中医药事业发展的若干意见》提出，将中医药文化建设纳入国家文化发展规划。繁荣和发展中医药文化，有助于加强我国优秀文化传承体系的建设，有助于增强中华文化的国际影响力。

一、凝练中医药文化精髓，加强中医药文化建设

（一）加强中医药文化重点学科建设，发挥其示范带动作用

"十二五"期间，国家中医药管理局共确定了 13 个中医药文化学学科作为重点学科，分布于东部、中部、西部地区，涵盖高等中医药院校、研究院（所）、中医医院等单位。通过中医药文化学重点学科的建设，一方面形成了一批具有较强辐射、带动作用的中医药文化学科，发掘、整理了不同地区、不同民族、不同时期的中医药文化，形成了具有中华民族特色的中医药文化核心价值体系；另一方面构建了具有较深厚中医药文化底蕴的科普宣传队伍、具备较强科研能力的学术队伍和拥有较高水平教育教学能力的师资队伍。此外，中医药文化学重点学科建设在推进中医文化理论和实践的不断进步，促进学科的学术研究及基础与临床、学科内外的深入交流与协作，充分发挥中医药文化学重点学科的"龙头"作用方面，也起到了以点带面共建的整合效应。

作者简介：石陨，天津中医药大学第二附属医院，副主任医师。

(二)加强中医药科普宣传基地建设,普及中医药文化知识

国家中医药管理局及各省积极组建中医药文化科普巡讲专家队伍,中医药科普宣教基地的建立有助于构筑中医药文化科普宣传教育的长效机制,增强人们的健康意识、引导正确的消费、对传播中医药文化和知识起到了积极作用[3]。今后还应加强与电视台以及广播电台等媒体的广泛合作,因地因时制宜,丰富内容形式,推动中医药进乡村、进社区、进家庭,不断提高中医药文化的社会认知度。

(三)加强社会中医药文化元素建设,营造中医药文化氛围

1. 加强中医药院校中医药文化元素建设

校园文化建设是发展中医药事业、彰显中医药特色、培养高素质人才的重要保障,主要包括精神文化建设、制度文化建设、物质文化建设和行为文化建设四个方面[4]。精神文化建设是灵魂,制度文化建设是保障,物质文化建设是载体,行为文化建设是体现。在实践过程中,应针对中医药学术会议、中医药名医名师讲坛、中医药经典考试等开展中医药精神文化建设;针对办学理念、规划理念、文化理念开展中医药制度文化建设;针对中医药博物馆、百草园、实验区开展中医药物质文化建设;针对特色学生社团、社会实践活动开展中医药行为文化建设。

2. 加强博物馆(医史馆)中医药文化元素建设

近些年来,以中医药文化元素为主题的博物馆建设取得了显著进展,主要有以下四类:①建于中医药高校的中医药博物馆;②具有较强实力和规模的中药企业建立的中药博物馆;③中研院建立的中医博物馆;④地方民间组织建设的具有地方特色的中医药博物馆[5]。这些博物馆(医史馆)将中医药文化元素融入进来,不但具有知识性和趣味性,还有较强的科学性、艺术性,以及教育资源和文化资源的双重属性,是展示中医药文化的一个重要窗口。

3. 加强医院中医药文化建设

医院文化是医院的软实力,在推动医院发展、提高医院的综合竞争实力方面起着重要作用,是广大医务工作者精神意识、行为规范的基础,是医院多年发展过程中的积淀,是一种群体文化[6]。医院文化建设主要有核心价值体系、行为规范体系、环境形象体系和学术文化领域四个方面,要充分发挥中医药文化在医院文化建设中的带动作用,加强医院文化建设与创新,树立医院中医药文化品牌和学术旗

帜,提升医院核心竞争力。

4.加强中医药文化旅游示范基地建设

发展中医药文化旅游是《国务院关于促进健康服务业发展的若干意见》中的重要内容,中医药文化旅游是一种健康、生态的旅游方式,将中医药文化与旅游资源有机结合,符合人们"返璞归真、回归自然"的生态理念,是打造中医药文化品牌、提升中医药文化旅游竞争力的新途径[7]。中医药文化旅游示范基地的建设有助于加强中医药资源和旅游企事业单位的交流与合作,有助于提高中医药文化传播水平、提升中医药文化旅游服务质量,有助于推动中医药文化传播和健康服务业的发展。

二、拓宽中医药文化宣传渠道,注重中医药文化传播

(一)发挥高等中医药院校的引领作用

首先,高等中医药院校作为中医药人才培养的主渠道,人才队伍建设是中医药文化传播的基础和关键,人才队伍是向广大消费者传播博大精深的中医药文化、普及有效实用中医药知识的主要群体,是做好中医预防保健、开展中医医疗服务的骨干力量;其次,高等中医药院校的工作者和学生接受过正规学习和训练,具有扎实的理论文化知识、较强的社会实践能力和较高的素质,在中医药文化传播过程中容易被消费者认可和接受,有助于广大消费者更好地了解并掌握中医药文化知识[8];再次,中医药院校可以定期举办一些与人们生活关系密切的中医药文化宣传活动,向他们传播健康养生、预防保健、诊断治疗的知识,让他们体会到中医药带来的好处,让消费者更好地享受中医药健康服务,从而主动参与到中医药文化宣传中来。

(二)注重中医药文化创意产业传播

中医药文化是一种多元特色文化,其经济价值、社会价值和心理价值已被全球多数国家所认可并接受,尤其是生态建设日益成为人们生活主题之一的今天,人们更注重应用中医药进行健康养生、预防疾病[9],这就为中医药文化创意产品乃至产业链提供了巨大的需求空间。通过整合中医药创意产业价值链,提高中医药创意产品的竞争力,从而创造出更大的经济效益、社会效益和心理效益[10]。

(三)开发大众化中医药文化传播载体

中医药文化的对外传播,应充分利用先进的信息技术与科学技术,将中医药文

化打造成以文字、声像、图像、动画等多形式的传播体系,借助电影、电视、广播等媒介,寓知识传播于娱乐之中[11]。

(四)利用好中医药文化师承教育途径

中医药文化师承教育是通过师承的方式将中医药文化在传授知识的同时一起传承下去,它不但注重专业知识的传授,而且注重素质技能的培养,强调医风和医德建设[12]。要充分利用师承教育在中医药文化传播过程中的积极作用,借助其优势加强中医药文化传播。

(五)加强中医药文化传播新路径的应用

信息技术的发展与普及为中医药文化传播开辟了新途径。较其他传播途径而言,通过网络词条、博客等方式进行中医药文化传播,可以实现随时随地查阅中医药书刊、报纸、杂志、视频等信息,一些群众喜爱、有广泛社会影响力的中医药文化科普宣传教育片和中医养生视频等进一步提高了中医药文化知识的普及率。具有原创、即时、便捷、互动等特点的微博、微信等新兴媒体技术平台的出现,更容易被大众接受和认可,成为中医药文化传播的重要平台[13]。因此应加强推广和应用新兴媒体,加速中医药文化的传播[14]。

三、提升中医药文化竞争优势,加快中医药文化品牌构建

构建突出中医药的特色与优势,促进中医药文化的研究与发展,形成独特的中医药文化品牌是持续提升中医药文化竞争力的重要手段[15]。

(一)打造中医药文化国家品牌

中医药文化不仅是中华民族优秀传统文化的杰出代表,更是我国文化软实力的重要体现。《中华人民共和国中医药法(征求意见稿)》明确指出,要将中医药文化建设纳入国家文化发展规划。因此,必须要充分利用这个平台和机会,积极打造中医药文化国家品牌,力争形成国家对外交流与宣传的名片。

(二)打造中医药文化行业品牌

中医药文化建设应与医疗、保健、教育、科研、产业等共同推进,充分发挥中医药文化在中医药事业发展中的引领作用,立足中医药资源优势与特色,将繁荣中医

药文化作为一项重要任务,全力打造行业品牌。

(三)打造中医药文化社会品牌

加大中医药文化科普教育基地建设力度,深入开展中医药文化科普宣传活动,加强中医药文化科普宣传教育,研发一批中医药文化创意产品,制作蕴含浓厚中医药文化底蕴的影视产品,从而提升中医药文化的知名度和美誉度,为消费者提供科学、健康、适宜、实用的中医药文化服务,把中医药文化传播到千家万户。

总之,我们应通过凝练中医药文化精髓、拓宽中医药文化宣传渠道,进而提升中医药文化竞争优势;通过加强中医药文化建设、注重中医药文化传播,进而加快中医药文化品牌构建;通过品牌的构建,宣传生态、健康、积极的生活理念和生活态度,促进中医药健康服务深入发展。

参考文献

[1]许东升,蒋士卿,尹丽,等.试论中原与中医药文化的关系[J].中医学报,2014,29(8):1154-1155.

[2]何明举.中药名与中医药文化[J].中医学报,2014,29(10):1482-1484.

[3]芦琳,韩辉.中医文化的人文伦理在构建医患关系中的应用[J].中医学报,2014,29(1):47-48.

[4]郑锦,马超,史竞懿,等.中医医院文化建设的思索与实践[J].世界科学技术-中医药现代化,2013,15(5):1143-1146.

[5]申俊龙,马洪瑶,魏鲁霞.中医药文化核心价值传承与创新的互动和演化逻辑[J].医学与哲学(A),2013,34(10):90-94.

[6]李和伟,杨洁,郎显章.中医药文化国际传播的途径与对策研究[J].云南中医学院学报,2013,36(6):91-94.

[7]曹静敏,徐爱军,张洪雷.中医药文化之于国家软实力提升[J].中国医药导报,2012,9(29):120-122.

[8]彭榕华,王育林.地理环境对中医药文化的影响刍议[J].中医学报,2013,28(4):520-522.

[9]饶洪,李志毅.研究开发中医养生文化对发展河南省中医药文化产业意义重大[J].河南中医,2012,32(6):723-724.

[10]官翠玲.中医药文化建设路径探析[J].医学与哲学(A),2013,34(11):75-77.

[11]金凌,马洪瑶,王中越,等.中医药文化核心价值传承与传播的困境分析及时代机遇[J].辽宁中医药大学学报,2014,16(6):121-124.

[12]孟令涛,于海燕,张永利,等.论中医药文化的创意价值与创意产业传播[J].医学与社会,
2014,27(8):62-64.

[13]郭军民,徐卫华.河北打造中医药文化品牌[J].中医药管理杂志,2014,22(5):765.

[14]熊劲,陈昌林,韩小龙.弘扬中医药文化走可持续发展之路[J].基础教育参考,2014(4):
17-18.

[15]毛和荣,黄明安,刘殿刚.我国中医药文化对外传播战略构想[J].武汉纺织大学学报,2014,
27(2):87-90.

"一带一路"背景下，中医药文化传播之路

侯荣惠　胡巧婧

在中国传统文化和国家软实力中，中医药文化的地位不容小觑，其传承与传播是中医药事业发展的前提。在"一带一路"倡议背景下，中医药文化的传播及中医药事业的发展迎来了百花争艳的春天。"一带一路"不仅开启了中医药文化自信的大门，更引领了中医药文化国际传播的道路。为中医药文化在跨文化、跨血统、跨领域的国际传承与传播，提供了机遇和挑战。同时也为提升中国传统文化的地位，吸引了国际的眼球。

近年来，中医药文化的站位在中国的传统文化中日渐提高。"一带一路"倡议的提出，标志着中华优秀传统文化在新时代的觉醒、自信和传承。这一重要倡议传播了中华文化，让世界更好地了解中国，推动了不同文明的对话交流，促进了世界多元文化在交流中共同推动人类的文明进步。2010 年 6 月 20 日，习近平同志在皇家墨尔本理工大学中医孔子学院授牌仪式上指出："中医药学凝聚着深邃的哲学智慧和中华民族几千年的健康养生理念及其实践经验，是中国古代科学的瑰宝，也是打开中华文明宝库的钥匙。"

近年来，党中央对中医药事业的发展十分重视，习近平总书记等党和国家领导人多次对中医药发展做出重要指示；屠呦呦获诺贝尔奖以及《中医药法》于2017 年 1 月 1 日正式实施等振奋人心的消息接踵而至；中医药的多元价值日益凸显，地位和作用稳步提升，也日益获得世界的认同，成为世界认识中华文化的重要载体。

天津市中医药研究院(简称"中研院")一直将传承、传播与发展中医药文化为己任，在注重提高临床医疗水平、提升学科建设和人才梯队建设、发展科研科技水平的基础上，做好中医药文化的接班人，用自己的力量，践行传承，发扬国粹。

作者简介：侯荣惠，天津市中医药研究院，主任医师。

胡巧婧，天津市中医药研究院，助理研究员。

一、营造中医药文化氛围,担当传承大任

(一)敢为人先,传承中医药文化根脉

国家中医药管理局指出:"中医药文化是中华民族优秀传统文化的重要组成部分,是中医药学发展过程中的精神财富和物质财富,是中华民族几千年来认识生命、维护健康、防止疾病的思想和方法体系,是中医药服务的内在精神和思想基础。"

中研院自合并以来,就高度重视中医药文化建设。在政策与资金层面鼓励有志于中医药文化挖掘、整理、传播的员工投身于中医药文物、书籍等物品的收集、归纳、编撰工作。共计收录了700余种中药材(并制成标本)、数件中药炮制工具、数本中医药古典书籍,为中医药瑰宝的保存与传承做出了卓越的贡献。

中研院还成立了天津市首个中医药文化博物馆"津门医粹",获得国家中医药管理局首批"全国中医药文化宣传教育基地"的称号;代表国家在金砖五国会议上举办传统文化医药展;代表国家中医药管理局在人民大会堂召开的世界卫生组织会议上举办传统医药文化展;在天津博物馆举办中医中药中国行"津门医粹"文化展览;协助京万红药业创建药酒工坊,同时出版了《历代皮肤病著作概述》和《中国中医药文化遗存》专著,填补了我国此项工作的空白。

(二)不忘历史,弘扬中医药文化精神

红色医药展,别有新意。为纪念建党95周年,结合全党开展的"两学一做"学习教育活动,中研院另辟蹊径举办了"纪念建党95周年红色医药图片展"。展览内容主要围绕1927—1935年,中国工农红军在革命根据地开展的医疗卫生工作,展现了中国共产党在传承和发展中医药事业中的丰功伟绩。通过展览,教育后人"学党史、感党恩、跟党走",弘扬党的优良传统和百折不挠的长征精神,铭记党的光辉历程,更好地服务人民,全心全意为患者服务。此次展览不仅吸引了患者驻足,还有上级领导专程参观。参观人次近2000余万。

通过深入了解无数先辈在攻克疾病,改善人类健康的伟业上所做出的卓越贡献。中研院全体职工一如既往地肩负起中医药文化传承、发扬与传播之重任,不辱使命,薪火相传。

（三）弘扬中医药文化，宣传社会主义核心价值观

国家中医药管理局颁布的《中医医院中医药文化建设指南》中指出："中医药文化的核心价值主要体现为'以人为本''医乃仁术''天人合一''调和致中''大医精诚'等理念，可以用'仁、和、精、诚'四个字来概括，与社会主义核心价值观具有内在统一性。"

2017 年 11 月，中研院被评为第五届全国文明单位。一路走来，医院不断利用各种平台（如微信平台、官方网站）和方式（院内宣传、义诊等）传播中医药文化知识，在各方面对职工和患者普及中医药文化教育。

二、勇于创新，实现中医药文化的国际传播

传播中医药国粹，造福全人类，开拓并发扬中医药文化在国际范围内的传播。

"一带一路"倡议，为在国际范围内传播中医药文化提供良好发展时机的同时也为其带来了前所未有的挑战。习近平总书记力挺中医药与海外大量需求的接轨，亲自在国际舞台上鼎力支持。展现了新形势下拓展中医药文化国际传播的新思路和新战略，标志着中医药文化国际传播进入了一个快速发展的新阶段。

2017 年 11 月 8—16 日，天津市卫计委（现为卫健委）和研究院组成代表队，访问捷克、匈牙利、波兰三国，此行主旨是响应习近平总书记的号召，积极推进天津中医药"一带一路"项目在沿线国家落地、生根、开花、结果。实现中医药文化跨文化传播。

（一）捷克之行硕果累累

此行，旨在进一步推进帕索夫斯基水疗康复中心项目开发中医药合作项目建设。2017 年 9 月，天津市中医药研究院附属医院与捷克卫生部副部长签署了四方备忘录。

在洽谈中，又共同商议决定先期开办捷克布鲁诺市中医诊所，以满足捷克民众日益高涨的中医药需求。

（二）探路匈牙利

2017 年 11 月 13 日上午，代表队前往德布勒森大学参观，与德布勒森大学临床中心主任进行了广泛的探讨，包括匈牙利医学生培养路径，互派医护专业人员学习

交流医院管理、急救医学、中医药学术知识等。

在参观了大学附属医院、观摩了血管外科的临床治疗与术后患者康复训练课后，双方就康复医学交流进行了可行性探讨。匈牙利医生对于中医药的热爱溢于言表，这让我们坚定了中医药走入匈牙利的信心和决心。

（三）中医药落地波兰

波兰是三国之行最后一站，也是最重要的一站。

2016年12月，受天津市卫计委的委派，中研院附属医院党委书记、副院长范玉强应邀带队前往捷克、波兰进行中医药合作考察交流，重点考察中医药康复、理疗、针灸、推拿等传统疗法在两国的发展前景，与波兰的合作项目就此展开。2017年3月波兰欧亚商务教育基金会主席格里高利·卡里克先生率队回访，深入医院门诊、病房，实地考察、体验，就中医药合作事宜进行更加深入的洽谈磋商。2017年金砖国卫生部长会议期间，格里高利·卡里克先生应邀，再次来访并参加金砖国部长会议，在天津市卫计委的支持与帮助下，双方达成合作共识，于2017年11月在波兰签署合作协议。在波兰克拉科夫开办的首家中医诊所已于2018年2月正式开诊。此行还参观了波兰雅盖隆大学附属医院疼痛研究中心，就疼痛治疗进行了深入的学术交流，为今后进一步合作交流奠定了基础。

三、不忘初心，将传承之路发扬光大

（一）创新多种形式，传承中医药文化

1. 适应新形势、开拓新路径，强化互联网中医药传播力度。现代社会已进入"互联网＋"时代，"互联网＋"的模式为有效传播中医药文化提供了新的契机。广泛地借助互联网开展中医药相关的卫生保健服务和中医药文化知识宣传活动等，提升人们认知中医药文化知识的效率。

2. 打造中医药健康旅游项目。2018年与天津中医药大学联手合作，依托中研院梁思成文化遗址和中医药文化长廊，合力打造中医药健康旅游项目。

3. 建设院史馆，以2019年合院10周年暨第22届全国"皮肤病四强会"为抓手，举办院史展、皮肤病学发展历史展。

4. 规划建党100年红色历史与医药史展。

（二）进一步推进中医药国际合作，使中医药文化香飘海外

中医药文化是使中医药事业得以常青的魂魄，在未来的传承工作中，还要做到吐故纳新，增强中医药文化的创新力，在继承的基础上，做到更广泛的发扬。不断推进中医药文化驰名中外。

2018年，根据与捷克的合作洽谈内容，在捷克布鲁诺市开办中医诊所；经过与波兰的友好协商，依托波兰欧亚商务教育基金会，在条件成熟时相继在卡托维兹市、华沙市等陆续开办中医诊所。

从神农遍尝百草、到华佗刮骨疗毒；从张仲景求古训、起沉疴，到叶天士保圣躬、全民命，中医药自古以来就伴随着中华民族的繁衍生息，以独特的理论体系和卓越的疗效彪炳于世界医林。汲取先人学论精华，传承、传播中医药文化，发展中医药事业，让中医药这一古老而弥新的科学瑰宝，更加璀璨夺目，继续造福人类全民同享健康，世界共享健康。

参考文献

[1]刘洪. 依托中医药博物馆的中医药文化的教育与传播[J]. 中医药管理杂志,2015,23
    (8):7-9.
[2]骆林娜. 论中医药的跨文化传播[J]. 中医药文化,2014(4):13-16.
[3]李珊珊. 加强中医药文化的普及与传播[N]. 中国文化报,2013-03-18(02).
[4]国家中医药管理局. 中医医院中医药文化建设指南[N]. 中国中医药报,2009-08-10(2).

中医药文化建设的经验和体会

马 杰

武清区中医医院自 1998 年以来,注重文化建设工作,积极普及中医药文化,实现了"以文化创品牌,以品牌促发展"的良好发展态势,在医疗、人才培养、社会效益和经济效益等各方面都有了长足进展。

一、普及价值观念,弘扬中医药文化

历史悠久的中医药文化是中国传统文化的重要组成部分,它凝结和反映了中华民族的传统意识形态,蕴含着丰富的中华传统文化价值观,为中华民族的繁衍昌盛和保健事业做出了巨大贡献,是中国和世界文化史上一颗罕见的明珠。推动中医药文化价值观的现代转型,树立符合社会主义核心价值观的文化理念,既是建设先进中医药文化、推动中医药文化传播发展的现实需要,对于打造医院核心竞争力,实现医院员工全面发展也具有十分重要的意义。

武清区中医医院在发展过程中,逐步认识到医院文化建设和价值观建设的重要性,医院领导班子从自身发展的实践总结出了"精诚至善,仁爱济世"的核心价值观,并以此作为统领,确立了医院的价值体系——包括"博学精进,传承创新"的医院院训、"以人为本,以德治院,人才兴院,环境立院"的办院方针、"内强素质,外塑形象,团结拼搏,开拓创新"的医院精神。医院从客观实际出发,求实创新,在弘扬传统文化的基础上,不断注入新的内涵,并努力将医院的价值观通过各种形式内化于心、寓神于形,为医院的不断发展增添新的动力和活力。比如,医院在 2014 年开展诚信文化教育、2015 年开展责任文化教育、2016 年开展服务文化教育,进一步激发了每名职工的忠诚度和在工作中的执行力。自 2005 年至今,每年坚持做不同形式的员工培训,有专业讲座、劳模事迹报告会、边远山区高山连队的事迹报告会、发放读物全员学习、演讲等十几种形式。每年对新入院、入院 1 年、入院 3 年、入院

作者简介:马杰,武清区中医医院,助理政工师。

10 年内的窗口科室、医疗队伍、护理队伍、管理队伍做培训,分期分批覆盖到全院职工,给各科室发放《员工服务规范读本》,各科室统一学习,客服部逐科考核,使中医的仁、和、精、诚深入人心,把中华传统文化、美德和礼仪化为行动。先进的理念、正确的价值观哺育了优秀的员工,为员工树立正确的行为规范奠定了基础。通过优质高效的服务,武清区中医医院得到了社会的认可,赢得了百姓的信赖,转而也促进了医院的高速发展。

二、开辟宣传阵地,宣传中医药文化

保护、宣传和展示中医药文化,利用文化价值感召力产生的影响,提高公众对中医药的了解,使公众进一步认识中医药、熟悉中医药、使用中医药,是当前中医药文化建设的一项重点工作,是推进中医药文化宣传的重要手段。

为了将医院打造成一个传承中医药文化和突显中医药特色的平台、宣传和展示中医药文化的窗口、培养中医药文化人才的摇篮、强化中医药行业职业道德的阵地,让中医药文化走入武清千家万户,武清区中医医院不断加强自身建设,多角度拓展宣传渠道,普及中医药知识,传播养生保健方法及中医药文化,努力用中医中药指导百姓健康生活。①医院于 2002 年创办了院报《武清中医》,在武清每月发行2.4 万份,随《天津日报》《今晚报》发行,至今已经发行了 146 期。作为中医药文化在基层的宣传阵地,深受当地百姓喜爱。②建立医院网站,充分展现医院精神和核心价值理念,内容涵盖养生保健、中医文化、专家介绍、新闻中心等多个板块,使武清区中医医院在武清人民心中树立良好的医院形象。③医院在《天津日报·武清资讯》报纸中开辟专栏,每周向全区广大百姓宣传中医养生、保健、防病知识,创建《武清中医学报》,内设"名医精粹""中医理论探讨""临床报道"等多个板块,为中医知识宣传提供有力平台。④在武清电视台开设《中医养生》《杏林之声》栏目,与天津电视台合作录制《百医百顺》栏目,把中医药文化科普知识送到千家万户。⑤医院还紧跟社会发展趋势,开设了微信平台(服务号与订阅号),同步更新医院动态,及时传播中医文化。这些举措让社会更好更直接地了解了中医人的动态,有力地促进了中医药文化在武清的传播与推广,也受到了社会各界的赞誉。

三、服务百姓健康,普及中医文化

充分发挥中医药的特色和优势,服务百姓健康,既是推进中医事业发展的出发点,也是落脚点。以群众喜闻乐见的形式传播中医药文化,使之普及到、服务于人民群众,取得实实在在的效果,是工作能否落到实处的根本所在。

为了更好地向群众宣传普及中医药文化知识,将中医药特色优势贯穿到推进百姓健康服务行动中,让中医药特色优势得到更好的发挥,武清区中医医院采取了多种方式开展送医下乡活动。一是送义诊下乡,上门解决患者疾痛。成立了包括30位医疗专家和12名护理人员组成的义诊骑行队,包括内科、外科、妇科、针灸等多个学科,分为6个小组深入全区各镇街定期开展义诊、健康讲座等志愿服务活动,将健康送进千家万户。二是送技术下乡,带教满足群众所需。组织心血管病科、儿科、针灸科等9个科室的中医专家,深入设有国医堂的镇街卫生院帮扶,对基层医生进行带教指导,使村民不出镇街就可以接受中医诊疗。针对疾病高发人群,还主动深入镇街卫生院和社区卫生服务站提供上门技术指导。先后深入18个镇街卫生院和100余个社区卫生服务站开展帮扶带教工作,开展义诊讲座13次。三是送设备下乡,为民提供检查便利。解决基层卫生院缺少中医设备的困境,满足农村老百姓的看病需要,先后为黄花店、南蔡村、梅厂、城关等9个镇街卫生院免费送出智能通络治疗仪、颈椎牵引器、超短波治疗仪、磁振热治疗仪、智能蜡疗仪等设备仪器共计120台套,价值100余万元。四是送温暖下乡,扶危助困解民急。积极解决困难人群就医问题,确定帮扶点位,派专人负责全程对接,帮助办理住院、检查相关手续,减免非医保项目费用。为特困患者建立健康档案,坚持每月上门回访,了解患者康复情况,给予健康指导,根据需求积极联系复查相关事宜,并根据情况适当减免了部分特困患者的门诊、手术、检查等费用。通过以上措施和实实在在的疗效,武清区中医医院不仅获得了良好的社会效益,也进一步扩大和提升了中医药文化在当地的影响力。

四、依托公益活动,传播中医药文化

将中医药文化发展融入公益活动中,依托公益事业的影响力和公益事业全民参与的组织形式,吸引人们关注中医药文化,关爱健康,是增强中医药文化的魅力、塑造和扩大医疗卫生机构的品牌影响力的有效手段。

为了更好地传播中医药文化,武清区中医医院积极参与组织了多项公益活动。武清区中医医院发起并承办了以"健康、和谐、孝敬、感恩"为主题的武清区"中医院杯"健康知识大奖赛,得到了社会各界的广泛支持和积极参与。大奖赛历时4个月,全区共有20余万群众参与到中医科普活动中,全区各家媒体追踪报道,将中医养生渗透到广大百姓的生活之中。这次比赛的举办,是武清区中医医院将中医药

文化建设向社会推广的一个重要标志。此外,医院还承办了"中医中药中国行"天津武清站活动。院领导班子带领全院职工,倾力筹办了武清中医史上最大的一次活动。通过这次活动,让百姓认识、了解了中医药在日常生活中的作用,对促进中医药事业的发展起到了非常重要的作用。上述活动不仅极大地引起了广大民众对中医药文化的兴趣,赢得了社会各界的肯定和支持,同时也树立了武清区中医医院健康良好的品牌形象,医院的自身文化建设在公益宣传中也得到了极大的提升。

五、打造硕博士骑行义诊队伍

武清区中医医院打造了一支颇为吸引眼球的骑行义诊队,同时体现了绿色出行、健康中国的理念。由全国先进工作者、名老中医、天津中医药大学附属武清区中医医院老院长陈宝贵带领,队伍中有医院科主任等数位高学历专业医师,已为梅厂、曹子里、上马台等多个乡镇进行了骑行义诊活动,受到了武清百姓的热烈欢迎。

除了对症下药,他们还见缝插针地给村民进行养生科普。针灸康复专业的陈祥芳博士现场为大爷大妈们演示有利于保护关节和脊柱的正确坐姿、站姿和步行方法,讲解什么样的鞋子有保护作用。"您看看我的鞋子对吗?"村民们将她围了好几层,站在后面的村民踮起脚尖、目不转睛。许多乡镇卫生院和社区卫生服务中心听说骑行义诊活动,纷纷要求把骑行队的下一站安排在自己那里。骑行义诊目前已常态化,隔周周四开展一次,未来还将把中医服务送进武清各大工厂,为工人们看病。

现在,乡镇泥泞的土道早已被平坦的柏油马路替代,但是高素质的年轻医生们也可以"接地气",让下乡义诊的传统能够在武清新一代中医人中传承下去,"都是高层次人才,毕业了就在三甲医院做临床研究,更要下基层去看看群众到底需要怎样的大夫!"

六、打造视觉环境,突出中医文化

中医医院既是治病救人、康复保健的重要场所,也是宣传中医药文化、普及中医药科普知识的重要阵地。中医氛围浓厚的布局,温馨的就医环境,良好的人文环境,不仅充分体现了医院的人本思想,体现了中医文化特色,也给群众塑造了医院良好的第一印象。

自医院成立以来,武清区中医医院始终坚持把中医药文化和科普知识的宣传融入医院环境建设之中,在环境打造、内部装饰、人文建设各个方面,力争全面展现中医药的历史和精髓。医院在门诊楼和病房楼之间的绿地建设了2300平方米的中医文化园和中药文化园。文化园展示着"因谐自然""悬壶济世""杏林春暖""生生不息"等8个典故,有古木亭、中药植物花廊、太极图、张仲景行医石雕、李时珍采药石雕、宝葫芦等。由中草药植物组成的日、月、星辰和太极图,营造一种大自然生生不息的意境。百米"文化长廊"是连接新建康复楼与住院楼的通道,也是医院文化科普阵地,包括典籍区、名医区、中药区、休闲区、养生区、器皿区和医院文化区。目光所及之处皆是传统器具、药材实物,以及中医药文化经典,如同置身中医博物馆,以象征中医文化源远流长的石山为起始,以表述岁月的院史宣讲厅为结束,走廊两侧立柱上的篆、隶、行、楷书法作品,其内容均为行医之道和养生之道,让患者、家属、医务人员时刻领略中医药文化的博大精深。除了集中宣传,医院在医疗、办公环境的建设上也集中彰显了中医特色。医院急诊楼、门诊楼、住院楼、康复楼以及各病区病房,都采用独具中国特色的装修装饰风格,让患者在就诊时就可了解养生知识,保持精神愉悦。

十几年来,武清区中医医院用于医院文化建设上的投入逾千万元,但作为一种无形资产,传统中医药和武清区中医医院已经深入了武清百万人心中,并已经走出天津,走向全国。每年有上百家医院到武清区中医医院学习文化建设,文化建设工作推动了中医药事业和武清区中医医院的发展。建院25年,武清区中医医院已从几排破旧平房、人员广泛流失的困境中走出来,如今的武清区中医医院已成为一家拥有1000多张病床、硕士博士纷至沓来、中医特色突出的三级甲等中医医院。

中医文化是中华文化的重要内容,是中医学的思想理论基础和核心价值内容。中医事业、中医文化、中医医院要发展,就必须坚持加强中医药文化建设。武清区中医医院在推进中医医院的中医文化建设、构建中医文化的核心价值体系、形成自身中医文化特色的风格与内涵等方面做了大量的有益探索。在中医文化建设、传承、创新,加快中医知识的传播与普及,增强人民群众对中医的认同感,扩大中医药的覆盖面和影响力,实现中医医院全面、协调、可持续发展,使人民群众享受到更好的中医医疗、保健、康复和养生服务等方面取得了丰硕成果。

浅析漫画解读中医药的优势

刘嘉妍　卢晓茵　刘婉玉　李　涵　孟向文　段懿洲　刘延祥

在国家大力普及中医药文化知识的今天,面向青少年的宣传却渐渐成为一个短板。针对青少年喜欢上网、爱看漫画的特点,原国家中医药管理局局长王国强提出,将中医内容融入动漫等新形式中,并利用网络进行宣传。本文通过对漫画特点的分析,发现其强大的传播功能及本身的包容性、画面感、故事性等均在解读中医药方面有着特殊的优势。

一、中医药知识的普及现状

近年来,国家大力普及中医药文化知识,普通群众获取中医知识的途径大大增多,对中医的了解也更加深入。通过近 5 年开展的一些中医药科普现状调查可以发现,约85%的调查对象选择相信中医[1],71.2%的被调查者对中医药科普知识感兴趣[2]。然而,我们同时发现,中医在中老年群体中很受欢迎,在青少年群体则有待推广。针对青少年的调查显示,仅有3%的中学生知道《黄帝内经》,能说出 10 种中药名的人仅占43%[3],在生病时仅有3%的学生首选中药治疗[4]。

针对这一情况,原国家卫计委副主任、国家中医药管理局局长王国强提出,下一阶段,中医药文化科普与新闻宣传可利用新媒体的优势,将中医内容融入动漫、微电影中,利用互联网进行推广,以吸引年轻人对传统医学及传统文化的兴趣[5]。从调查结果来看,这一举措同样受到青少年的欢迎,95%的青少年希望通过网络获取中医知识[4],超过80%的人希望以图文并茂或漫画形式出版中医科普读物[6]。

作者简介:刘嘉妍,卢晓茵,刘婉玉,李涵,天津中医药大学,本科生。

孟向文,天津中医药大学针灸推拿学院,教授。

段懿洲,天津中医药大学文化与健康传播学院,讲师。

刘延祥,天津中医药大学针灸推拿学院,副教授。

二、漫画解读中医药的优势

漫画作为一种深受青少年喜爱的艺术形式,往往采用简单而生动的图画来描绘生活或时事。这种新颖的表现形式,在宣传、解读和推广中医药方面具有其独特的优势,主要表现在以下方面。

(一)漫画的包容性可充分表达中医药文化内涵

漫画是一种极具包容性、开放性的文化形式,这种包容源于它取材的广泛性,由于它"能够吸收传统的精华,吸收其他艺术形式的精华,吸取人类漫长历史上积淀的精髓"[7],漫画可以将其他形式的文化融合于其中,从而表现为各种不同的题材和风格。中医药是我国沉淀千年的瑰宝,在现代新媒体宣传中,很难用简洁明了的语言将中医药丰富的文化底蕴与专业知识充分展现给读者。漫画形式则能够克服这一缺点。将中医药作为漫画题材,在漫画中穿插中医药知识,并可利用古典的水墨画风、传统的汉服设计等中国元素,加深其文化底蕴,将传统的中医药文化知识以全新的、生动的形式向读者娓娓道来。

(二)漫画的画面感与故事性利于传播中医药知识

现代漫画是一种以精致写实的画风、电影分镜式的表现手法来表达一个完整故事的多幅绘画作品。它不仅有画面本身的视觉效果,还具有完整讲述故事的功能。利用漫画的形式解读中医药,不仅可以将本草的形态、饮片的形状以图画的形式表现出来,对于"阴阳""五行""正邪"等抽象名词也能够以具象化的形式绘成图案,方便普通群众理解;而漫画的故事性可以增加读者的阅读兴趣,既可以通过短篇故事的形式分别讲解中医理论、中药方剂等,也可以用长篇漫画讲述名医一生的传奇经历。这种漫画形式对于普通群众来说更具趣味性,既吸引大家阅读,又方便理解;对中医药相关专业的学生则可作为扩展阅读,通过其画面感和故事性加深理解与记忆。

(三)漫画的传播功能可更广泛地宣传中医药文化

漫画这种新颖的艺术形式和它越来越广泛的阅读人群,带来了强大的传播功能。曾在网络上流行的"翻船体"四格漫画 10 天内便有超过 1000 万次阅读量,由此可见我国庞大的漫画阅读群体。而无论是 20 世纪便已流行的宣传漫画,还是近年来青少年偏爱的现代漫画,它的宣传往往并不刻意,却潜移默化地影响着每一个读者。以日本漫画《棋魂》为例,其故事围绕围棋展开,在漫画连载期间,日本的围棋人口由 300 多万人迅速升至 400 多万,其中增加的近百万围棋人口里绝大多数是青少年。而中医药宣传的薄弱之处正是青少年群体,利用漫画与中医结合这种新颖的形式则更易被他们接受,从而达到让青少年接受中医药、了解中医药、喜爱中医药的目的。

三、漫画解读中医药适应了国家对漫画产业和中医药文化的支持

近年来,随着国家新闻出版广电总局、文化和旅游部等发表的一系列关于国家动漫产业的发展规划,各地动漫产业基地纷纷建立起来[8];一大批“80 后”漫画家和他们的作品开始被人们熟知;漫画作品的点击量与日俱增;一些漫画的衍生产品也已投入市场。种种迹象表明,如今的中国漫画既有政策的扶持,又有群众的支持,正是蓬勃发展的时期。借助国产漫画迅猛发展的势头,具备中医药知识与深厚文化底蕴的中医药题材漫画也将得到充分关注与认可。

漫画解读中医药同样有助于落实国务院在 2016 年 2 月 22 日发布的《中医药发展战略规划纲要(2016—2030 年)》中提出的“大力弘扬中医药文化……推动中医药与文化产业融合发展”这一发展规划。中医药文化与漫画形式的融合,题材新颖,增加了大众对中医药文化的了解与兴趣,特别是对于青少年有一定的教育意义,是新时代下推广中医药文化的新形式,利于对中华传统文化的认识、发扬和保护。

四、未来与展望

漫画形式解读中医药是宣传推广中医药的新途径,利用漫画的特点,可以将传统中医药文化知识融入其中,推陈出新,以新颖的形式吸引更多读者,尤其是激发青少年读者对中医药的兴趣。早在 2011 年,罗大伦教授首次采用漫画的形式解读中医理论的图书《漫画中医(基础篇)》一经发行,便吸引了众多网友的关注和评论[9],近年来,随着国家对中医药的宣传、对动漫产业的支持,越来越多的中医药内容漫画已经开始制作。相信在国家大力支持、中医药与漫画行业的合作之下,更多的中医药题材漫画作品将得以问世,更多的青少年可以借此接受中医药、了解中医药、喜爱中医药。

参考文献

[1]闫明飞,赵亚玲.中医认知与推广情况及其影响因素的调查分析[J].陕西中医学院报,2011,
　　34(6):87-90.

[2]黄秀君.患儿家长对中医儿科优势的认知度调查分析[J].中医药管理杂志,2015,23(13):
　　21-22.

[3]卢颖,张媛,付爱珍.青少年对中医药认知度的调查与分析[J].中医教育,2011,30(4):
　　11-13.

[4]洪玥铃,冯泽永,刘瀚洋,等.重庆市社区居民对中医药文化的认知现状调查分析[J].重庆医
　　学,2014,43(28):3823-3825.

[5]胡彬.王国强强调拓展中医药新闻宣传新途径[J].中医药管理杂志,2015,23(3):174.

[6]赵娴,李隽.中医药科普宣传现状探析[J].陕西中医药大学学报,2016,39(4):111-114.

[7]齐骥.动画文化学[M].北京:中国传媒大学出版社,2009.

[8]张海力,李铁.中国动漫产业的发展环境分析及提升策略[J].山东社会科学,2013,26(2):
　　101-104.

[9]曾星,李琴,于春华.通过《漫画中医》探索中医畅销书出版模式[J].科技与出版,2011,19
　　(7):32-34.

（本文原刊于《中国民间疗法》2018年第4期）

中医药的跨文化传播

李倩倩　屠金莉

国际间的文化交流与传播是人类传播活动中的重要组成部分,它不仅是处于不同文化背景的社会成员之间人际交往与信息传播的一系列活动,也涉及各种文化要素在国际社会中扩散与迁移的过程。扎根于中国古代哲学思想和思维方式的中医药学,经过几千年的发展演变形成了两大派别——医经派和经方派,三大体系——六经辨证、八纲辨证、脏腑辨证。其内涵博大精深,为世人所研究与探询。随着世界各国的文化渗透,西方的医药文化渐渐地扩散到国内来。与此同时,中医药学也不知不觉地迁移到世界各国,这也就引起了不少西方医者的重视。中医与西医诊疗理念相异,也需要跨文化的交流与传播,使不同区域、不同国家、不同种族人群的思想连接在一起,促进人类医药文化的发展和进步。

一、中西医药文化的渊源

具有中国自主知识产权的中医学起源于中国的古代哲学,中医药学术思想与中华文化相互交融,相辅相成。它与传统儒学相适应,与道家思想相互渗透,与变易之学相互为用。中国古代哲学早期主要围绕着天人之间的关系而展开一系列的讨论,其中的阴阳五行学说,也正是中医学发展的理论基础和指导思想。中华文化源远流长、博大精深,中医药作为中华传统文化精髓,为中医药的跨国际传播奠定了非物质基础。

同中国传统医学的理论基础起源于中国的哲学一样,古老的西方医药的理论基础,也起源于西方哲学。西方哲学家通过追问世界的本原提出并解决了西方哲学中出现的各类问题。亚里士多德提出的"四元素说"直接推进了西方医学的发展,西方的"四元素说"与中国"阴阳五行说"是不谋而合的,其功用也具有异曲同

作者简介:李倩倩,天津中医药大学,硕士研究生。

屠金莉,天津中医药大学文化与健康传播学院,副教授。

工之妙。

由上文分析可知，中西传统文化，在各自不同的环境中发展起来，正是由于东西方文化的差异才形成了中西医学之间的差别。两种相异的文化体系，促进了中西医学不同方向的发展。中医注重整体观念，讲究辨证论治，主要利用整体思想来研究人体和疾病的过程。而西方医学强调实验定量的分析研究，注重基础、预防和临床。

二、西医文化在中国的发展与传播

欧洲文艺复兴之后，近代自然科学开始发展，由于这些自然科学技术的引进，西方医学逐渐转变为实验医学，西医也渐渐发扬壮大起来。在此期间，西方医学将德国物理学家伦琴发现的 X 射线及放射性现象引入临床医学；詹森发明的显微镜打开了微观世界的大门，也使西方医学的发展深入到微观世界；DNA 双螺旋结构的发现，是分子生物学诞生的标志，促进西方医学发展到一个新的高度。由此可见，自然科学的发展极大地促进了西方医学向更深、更远发展。

明末清初，来华的传教士把基督教带到中国的同时也带来了西方近代科学与医药学。由于当时中医深深地扎根于中国百姓的心中，并且传入的西方医学仅仅停留于浅显易懂的解剖生理关系，所以西医在当时对中国的影响不大。随后 19 世纪初在西学东渐的背景下，西方传教士在中国传入了接种牛痘的方法，此后，西医外科、眼科等相关治疗手段也相继传入中国，西医在中国的影响力便逐步扩大起来。

19 世纪 40 年代的鸦片战争改变了中国的社会性质和原有的历史进程。鸦片战争后，由于通商口岸的开设，形成了多种形式的教会，医院教会医院也从沿海向内地渗透，其影响力也逐渐增强。由于战乱的影响，中国社会流动性较强，在这一背景下，西方医学的信息渐渐传播到各个地方。后来，学者在传播西医的同时开展实践，相继在中国建立许多医院，也以此来扩大其影响力。

三、中医药文化在海外的发展与传播

几千年来，中医药与中华文化相辅相成，互相促进。中医药是对中华文化认识体系最深入、最广泛的应用与解读，中医药的对外传播离不开中华文化的传播与发展。鉴于此，中医药跨文化传播到国际社会的意义就更为重大。步入 21 世纪以来,随着中国经济高速增长以及中国的国际影响力的逐渐增强,中外经济文化交流日益频繁,我国医药卫生事业也在更为开放的环境中不断发展,中医药的海外传播也逐渐兴盛起来,得到了世界的普遍认可。具体表现在以下几个方面:

从教育科研角度来说,中医药学的理论体系融汇了自然科学、人文哲学以及医药学等各个方面的知识,比较深刻与系统地保留了中华传统文化。在中国古代传统科学技术发展过程中,中医学也是最能体现传统思维特色的一门学问。在这一前提条件下,中医孔子学院应运而生。中医孔子学院以中医药文化为切入点,以开展中医养生宣讲会、举办中医书展以及专家巡讲等方式来推广中医药文化,广受世界各地欢迎。随着"中医热"现象的逐渐升温,我国与国外的中医药合作也不断增多,中医药教育在国外的发展十分迅速。不仅有大量留学生涌入中国进修中医药常识及文化,海外也有多所正规大学设有中医系或中医专业。例如,澳大利亚的墨尔本皇家理工大学、英国的伦敦中医药大学。

从国际社会认可方面来说,自我国加入世贸组织以来,已经在中医药服务贸易领域积累了大量经验。其中中医针灸服务已经被联合国教科文组织列入了"非物质文化遗产名录"。澳大利亚也颁布法案对中医进行立法管理,使针灸成为目前国外广泛使用的中医疗法。美国、奥地利、加拿大等国也都以法律的形式承认了中医针灸的合法地位。

从市场流通方面来说,根据《中国国家形象全球调查报告2015》显示,"中医"已经成为海外受访者眼中最能代表中国文化的元素。多年以来,每年都有大量的海外人士通过旅游观光等渠道来华接受中医药服务,购买中医药产品。据世界卫生组织统计,目前在全世界有40亿人使用中草药治疗。其中亚洲、北美和欧洲是中药出口的主要目标地区,这些地区也成为中医药及其制品在海外流通的庞大市场。

四、中医药应当如何跨文化传播

(一)接受差异,相互为用

中医药文化与西方医药文化作为两个不同的文化主题,分属于两个不同的思维体系,有着两种不同的文化群体,会受到两种文化冲击的影响。要想做到中医药文化在西方的广泛传播,就得接受双方之间存在的差异,处理好中西方的思维碰撞,互为基础,互相为用。中医注重整体观念,讲究天人合一与辨证论治,主要利用整体思维来研究人体和疾病;而西方医学强调分析、实验、定量研究,以及基础预防和临床经验。中医药在海外传播过程中应将二者结合起来,相互学习,这样也更容易得到国际社会的认可。一方面促进了中医药的跨文化传播,另一方面也有利于中医药与西方医药取长补短、共同进步,为全球医疗卫生体系做出贡献。

(二)把握机遇,适应挑战

从文化层面来说,日渐深入的国际交流为中医药的发展带来了诸多机遇的同时,也为中医药的传播带来了不少挑战。西医药在国内给中医药带来科研临床等方面刺激的同时,在世界医药市场上对中医药的传播也带来了巨大的冲击。由此看来,中医药在世界医药市场的地位是机遇与挑战并存,所以在中医药的跨国际交流传播中,应当把握机遇、适应挑战、积极应对。

(三)加强对留学生的培养教育

随着中国综合国力的增强以及国际影响力的扩大,与中华民族息息相关的中医药文化在国际上的地位也逐渐提升。随着中医孔子学院在世界各地逐渐建立,不断宣传中医药文化,越来越多的留学生涌入中国学习中医药知识,这便成了中医药跨国际传播的最好时机。因此提升留学生的教学质量,也成为促进中医药跨国际传播的途径之一。从留学生的问卷调查结果可以得知,57%的留学生认为中医最难的部分便是中医汉语,他们认为,汉字文化太奥妙,难以认知。在中医汉语中,让他们感到困难的部分为书写汉字、阅读汉字和讲中文,这三个方面极大地影响了留学生们学习与传播中医药的热情与能力,所以提高留学生的培养质量,对其加强学术知识教育显得尤为重要。

(四)切实做好中医典籍翻译工作

留学生大都认为中医汉语太难,认识汉字难度太大,而解决这一困难的方法之一就是做好中医典籍的翻译工作。在留学生学习中医药知识的过程中,当遇到不能理解的汉语时,如果有本国语言对知识进行翻译注解,他们会更容易认知。因此,我们要想做到中医药的跨文化传播,还需重视中医典籍翻译人才队伍的建设,改变现有的中医典籍翻译不规范现象,促进中医典籍翻译向更深、更远处发展。

(五)推进企业营销,扩大中医药文化传播的市场力量

我国以社会主义市场经济体制为主导,所以在中医药文化的对外推广中应当充分发挥市场的能动性。中医药企业在对外传播中医药文化上应发挥其独特优势,通过将中药远销国外,促进中医药文化的传播。因此,我们更应当打造品牌,利用品牌效应将中药及其制品传送到海内外市场,向外界展示中医药文化的精髓,通过品牌建设推动企业发展,发掘中医药的文化内涵与影响力,同时完善中医药的文化营销渠道,推动中医药的跨国际传播。

五、中医药文化跨国际传播的前景

中西方文化的差异使中医药的跨文化传播备受阻碍,但这种阻碍并非无法突破,我们应当加强我国文化的传播,使更多中国特色文化传播出去,直接或间接地促进中医药文化的国际传播。中西医文化虽然有许多差异(诸如诊查方法、基础理论等),但是应本着求同存异的思想,双方互相促进,共同进步。我们也更应充分重视传统中医药对诸多疑难杂症有较好疗效等优势,深入研究,通过国际医学交流及各种国际文化交流途径将这种优势传播出去,使中医药以独特疗效为世界所知,并走得更远、更广。

在全球化进程不断深入的大环境下,各种文化之间的传播与融合也在不断加强。中医药文化作为优秀的中华传统文化,更应注重传承与传播,让中医药文化能够在现代化的国际社会得到更多认可,从而促进中医药的跨文化交流,加快中医药文化"走出去"的步伐,使其在全球领域广泛传播。

参考文献

[1]孙文迪,刘畅.大型国际活动视角下国家形象跨文化传播研究[J].北京林业大学学报,2016
　　(11):11-14.

[2]刘阳.我国本土化跨文化传播研究现状分析——以2000—2009年部分CSSCI新闻传播类学
　　术刊物为例[J].西南民族大学学报(人文社科版),2010,31(7):130.

[3]朱明.中西比较医药学概论[M].北京:高等教育出版社,2006.

[4]朱祥仁,朱耘.从中西医比较泛论中医药发展[J].内蒙古中医药,2002(5):3334.

[5]李庆生.发挥中医药学的科学与文化价值坚持中医药学的主体性医药结合发展中医药与天然药物——代欢迎辞[J].云南中医学院学报,2007(1):1－3.

[6]张洪雷,张宗明.中医孔子学院与中医药文化传播研究[J].中国卫生事业管理,2011(9):718－719.

[7]朱爱松,吴景东.中医在国外发展状况及其给我们的启示[J].世界中医药,2007(4):250－251.

[8]刘国伟.浅析中医跨文化传播[J].中华中医药杂志,2011,26(5):1047.

　　[本论文是天津市教委科研计划项目(人文社科)2017年度课题"'中医药走出去'背景下中医基本名词术语英译标准对比研究"研究成果之一。项目编号:2017SK058]

中医药文化国际传播的现状与思考

朱媛媛

一、中医药文化与国际传播

就"文化"一词的释义而言,"文"是指记录,表达和评述,"化"则为分析、理解和包容。文化的特点是有历史、有内容、有故事。在当今世界,文化已成为一个民族凝聚力和创造力的重要源泉,也是衡量一个国家综合实力的重要指标。中医药作为中华民族传统医药的代表,在其发展过程中不断汲取中华文化的营养,形成了独具特色的中医药文化,是我国非物质文化遗产中的重要部分。中医药的精神文化是中医药文化的核心,其中包括中医药的价值观念、思维方式、医德伦理。

国际传播是指通过世界各个国家大众媒体而展开的国际信息交流和传播的一种形式。由于文化本质上具有"不可交流"的对抗性,当不同国家文化相遇时往往会出现排斥和冲突。因此,跨国界的信息交流,可以使文化表层逐渐相通,并拉近彼此的距离。从总体上来看,国际传播可以促进各国文化在不断的碰撞中慢慢融合,在冲突中共同发展。中医药文化是中国传统文化中独具魅力的瑰宝,也是中华文化"走出去"的重要载体。由于在东方文化孕育下的中医药无法简单、迅速实现与西方现代医学及西方社会的相通共融,因此中医药想要登上世界舞台,势必要以中医药文化为先行者。探索如何在世界范围内弘扬、传播、发展中医药文化,是一项事关中华民族伟大复兴、建设人类共享的健康命运共同体的战略性课题。

二、中医药文化国际传播的现状

中医药学依赖中华民族传统文化的丰沃土壤而生,是几千年来我国各族人民认识生命、健康养生、防治疾病的思想精华和智慧结晶,其中蕴含着丰富的中医药文化。中国药学家屠呦呦因从中医古典文献中汲取灵感,开创性地从中草药中分

作者简介:朱媛媛,天津中医药大学文化与健康传播学院,讲师。

离出青蒿素应用于疟疾治疗,2015年10月获得诺贝尔生理学或医学奖,这充分证明了中医药对人类健康事业做出的巨大贡献。2016年的里约奥运会上,美国著名游泳运动员菲尔普斯身上的拔罐印痕不仅引爆了媒体的热情,更引发了西方人对中医药的浓厚兴趣。这些都为促进中医药在世界范围内更广泛的传播,提高世界民众对我国中医药传统文化的认识提供了难得的契机。

随着国际社会交流日益密切,中医药对外医疗、教育、科研合作规模的不断扩大,中医药文化的国际影响力也得到了明显提升。据数据统计,中医药现已传播至世界近200个国家和地区,海外中医针灸诊所达到10万多家,18个国家和地区已将中医药纳入国家医疗保险体系,全球约40亿人使用中草药产品治疗疾病。此外,根据调查显示,每年有13 000多名留学生来华学习中医药,约20万人次境外患者来华接受中医药服务,且人数呈逐年递增趋势。

2016年,国务院常务会议专题讨论中医药,印发了《中医药发展战略规划纲要(2016—2030年)》。纲要中指出,实施"走出去"战略,推进"一带一路"倡议,迫切需要推动中医药海外创新发展。我国中医药迎来了与"一带一路"沿线国家开展交流与合作、提升"中医药健康服务"国际影响力的难得机遇。这也将在未来相当长一段时期内推动中医药文化国际传播快步前行。

中医药对外交流与合作不断深入,中医药国际化已进入一个全新的时期,这为中医药文化广泛深入的国际传播提供了良好的条件。然而,由于东西方文化差异、文化交流认同体系较为复杂等诸多原因,海外民众对中医药文化价值的认知度和认同感仍普遍存在局限性。目前,中医药文化国际传播还面临着一系列的现实问题。第一,由于专业能力局限,中医药文化国际传播专业人才匮乏;第二,对中医药文化的"软实力"缺乏足够的认识和重视,在中医药对外交流中往往忽略文化的核心价值;第三,中医药文化国际传播大多依赖传统传播渠道,新媒体平台开发不足。

三、关于中医药文化国际传播的几点思考

(一)传播主体:通过传统专业学科整合,培养中医药文化国际传播人才

一方面,积极鼓励国内中医院校开设中医药文化国际传播专业,培养具有深厚的人文知识底蕴,精通中医学知识,掌握传播学理论,具有一定的外语应用能力、跨文化交流能力和创新思维能力,能够从事中医药对外交流与传播、科技教育、信息咨询等工作的复合型人才。通过进一步推进与国外高等院校或国际机构开展联合

办学、设立海外中医孔子学院等方式,为学生间的国际交流互鉴提供平台,也为海外民众近距离感受中医药文化打开了新窗口。另一方面,加强中医高等院校教师队伍的整合和建设,组建中医药国际传播研究团队,通过发挥其自身专业优势,实现不同学科领域的交叉融合,并在此基础上拓展研究方向,为中医药文化的国际传播提供理论支持和指导。

(二)传播内容:文化价值的海外传播是中医药国际化的独特标志

近年来,中医药在世界范围内得到了越来越多的关注和认可,一个与西方医学相互借鉴、共同补充发展的中医药国际化时代已经到来。要让西方国家理解并接受中医药理论体系的内涵,中医药文化必须要走在前列。然而,现阶段仍然有很多人对中医药的文化价值及文化意义认识不足。甚至在许多外国人眼中,中医药仅仅被当作是一种医疗技术手段。这说明我们对于中医药博大精深文化的挖掘、整理和传播还远远不够。当前学术界主要认为中医药文化核心价值可以凝练为"仁、和、精、诚"。除此之外,还有少数学者将其概括为"调和致中""形神合一""阴阳平衡""辨证论治""道法自然""治未病"等。因此,致力于向世界讲好"中医药故事"的同时,更多关注中医药文化核心价值的融会贯通,才能逐步突破国际化发展中可能存在的桎梏,让更多国家的民众真正认识中医、接受中医、享受中医。

(三)传播渠道:利用新媒体技术和传播手段,推动中医药文化的国际传播

当前网络和数字技术呈现裂变式的发展,媒体传播格局也发生了巨大变化。新兴媒体发展之快、覆盖之广超乎想象,已然成为新闻传播十分重要的手段,这也为增强中医药国际传播力、提升中医药世界影响力提供了形式多样的载体和平台。借助新媒体传播中医药传统文化是大势所趋,要综合运用文字、图表、音频、视频等多种形式和手段,实现信息从可读到可视、从静态到动态、从单向到互动的转变,以满足世界民众对中医药多元化体验的需求。中医高等院校可充分发挥资源优势推进自媒体建设,尝试打造多语种对外宣传平台,将目标受众人群锁定为来华留学生及海外中医爱好者。具体可以通过微信平台、手机客户端、国际网购平台与国家汉语国际推广小组办公室、海外中医孔子学院、中医药国际中心等官方网站进行链接推广,真正成为"互联网+"时代中医药文化国际传播的开拓者。

参考文献

[1]桑滨生.《中医药发展战略规划纲要(2016－2030年)》解读[J].世界科学技术－中医药现代化,2016(7):1088－1092.

[2]肖玉婷.中医药文化国际传播现实困境及其传播路径的研究[D].哈尔滨:黑龙江中医药大学,2016.

[3]马海莉.中医药文化核心价值观现代研究进展[N].中国中医药报,2014－07－17.

(本文原刊于《文化产业》2019年第22期)

浅论中医名词术语英译与文化传真

李兰兰　　谭秀敏

引言

中医名词术语英译的历史可以追溯到 17 世纪中叶,那时我国同欧洲一些国家开始了医药学领域的交流。国内外学者针对中医名词术语英译的翻译方法、翻译原则和翻译技巧进行了大量的研究[1-2]。李照国[3]结合国内外学者的研究,探讨了中医名词术语英译国际标准化过程中需要遵循的理论,以及在翻译过程中所使用的翻译策略和方法。近年来,以中医名词术语英译及其标准化为研究对象的课题得到中医药专业人才及中医翻译领域专家学者的重视。在各类期刊杂志上,关于中医名词英译标准探讨的文章大量增加,各种以中医名词术语英译标准化为专题的会议陆续召开。但是笔者发现,目前相关研究并没有解决中医名词术语所蕴含的文化价值在英译文中的体现不足和传达不明的问题。

国内学者对中医文化翻译的研究主要从跨文化交际、文化推广及中西方文化差异的角度探讨中医翻译过程中的文化要素问题[1,4]。这些研究在很大程度上帮助了很多西方读者认识中医、了解中医,但是这些研究更注重英语读者对中医知识的理解和接受,在翻译过程中,多从目的语读者的角度考虑问题,而忽略了中医文化的传承问题。中医名词术语是其他文化认识、了解中医文化的启航点,是中医文化走出去的先头兵,在翻译过程中必须恰当地传达给目的语读者,做到文化传真。

一、文化传真

作为文化翻译的基本原则,文化传真要求在原语和目的语的转化过程中,原语中承载的文化信息,包括该信息的表达方式和风格都应该做到尽可能地传达。也

作者简介:李兰兰,天津中医药大学文化与健康传播学院,讲师。

　谭秀敏,天津中医药大学文化与健康传播学院,讲师。

就是说,在翻译过程中,不但要把原语中所蕴含的文化信息准确传达,还要把该信息的表现形式及该信息所具有的独特文化意义做到本色传达。它要求译文要从文化的角度准确地再现原语所要传达的含义、方式及风格,即要突显民族文化,把原语言的形神、风貌、内涵在目的语中原汁原味地体现出来[5]。文化传真旨在让目的语读者在了解原语语言意义的同时,也了解原语所蕴含的独特文化意义,从而做到多角度全方位地理解原语内涵。文化传真同时考虑忠实原文和尊重异域文化两个层面,旨在找寻语言层面和文化层面的最佳译文。

中医名词术语是构成中医理论体系的基石,体现中医思维,是中医内在逻辑关系的基本表达。很多中医名词术语的表达不但不生硬,不晦涩,而且用极具文学美的语言描述中国文化的思想和抽象概念。中医名词术语的英译过程中,如果只考虑忠实地传达原语包含的语言信息,不考虑文化传真,必然会造成文化缺失,对于译文来讲,实在是遗憾。

二、中医名词术语英译的原则与文化传真

中医英译难是由于英汉两种语言本身的差异、中医与西医的理念不同及中西方文化之间的障碍。李照国[3]提出中医名词术语的英译应该遵循自然性、简洁性、民族性、回译性和规定性5个原则。这5个原则符合中医英译的特点,对中医英译的实践具有极大的指导意义。本文旨在讨论在以五大原则为指导的中医术语英译的实践中,如何兼顾文化传真。

(一)自然性原则

很多中医名词术语所表达的概念与意义同西医非常相似。在翻译此类术语时,可以遵循自然性原则,即对应性原则。也就是说,直接选取与之对应的西医术语进行翻译,此类译文与原语在意义层面上可以达到最自然的对应。自然性原则并不意味着为了追求形式上的一致可以忽视意义的传达。"带下医"曾被译为"doctor underneath skirt",这正是滥用自然性原则的结果。中医名词术语中同西医相同的概念直接采用西医术语翻译没有问题。但是对于同西医相近但不相同的术语,如果直接采用自然对应的原则进行翻译,却会在某种程度上失去原语独有的文化内涵,造成原语与目的语间的文化传真出现障碍。有的译者直接将中医名词术语中的"心、肝、脾、肺、肾"译为西医中的"heart、liver、spleen、lung 和 kidney"。但是中医的"心、肝、脾、肺、肾"所表达的意义与西医所指的"心、肝、脾、肺、肾"并不是

完全对应的,直接一一对应会损失术语中所包含的中医独有的文化特质。但是如果不采用直接对应的翻译方法,只能通过大段文字的解释才能保证翻译过程中的文化传真。解释性的译文在行文中使用并不方便。虽然经过近几十年的中医传播和推广,中医中的"心、肝、脾、肺、肾"的内涵已经可以被西方读者理解和接受,但是笔者认为为了保证翻译过程中的文化传真,在译文中,可以用斜体表示。当西方读者读到斜体的"heart、liver、spleen、lung 和 kidney"就会意识到这些和西医中的概念是不一样的,是中医特有的表达。由此,在某种意义上达到了文化传真的目的。

(二)简洁性原则

简单明了本来就是中医用语的突出特点,其英译文必然要求简明扼要。冗长的译文必然会影响目的语读者的理解,但是简洁性不能以牺牲文化传真为代价。关于"辨证论治"的译文,全国科学技术名词审定委员会提供的译文是"treatment based on syndrome differentiation",其中将"辨证"译为"syndrome differentiation"。然而,中医中的"证"是中医学的特有概念,是一个多义术语,它既是一个病机学术语,也是一个诊断学术语,并不等同于西医中的"syndrome"。"证"直接揭示疾病的本质,它是有机体在疾病发展过程中某一阶段病理反应的概括,包括病因、病机、病性、病位及疾病的发展趋势,比症状描述的内容更全面。根据"证"的具体含义,可以译为"diagnosis and treatment based on an overall analysis of symptoms, signs, cause, nature and location of the illness and patient's physical condition according to the basic theories of traditional Chinese medicine"。虽然该译文可以清楚地解释"证"的内涵,但是这个译文过于冗长,不妨译为"pattern identification as the basis for determining treatment"。虽然这个译文不是最简洁的,但是该译文更能传达原语所表达的含义,更利于文化传真。

(三)民族性原则

中医是独一无二的医学体系,具有鲜明的民族特色,是中华文明中最具文化价值的原生态活化石[6]。在中医名词术语的英译过程中也应该体现中医的民族性。如中医文化中特有的"气""阴阳""五行"等概念的翻译就必须体现中医的民族性。对于这类术语,译界一般采用拼音法和解释法。关于"气"的译文,译界曾出现"vital energy""air""breath""Qi""qi"等译文。如今得到国内外认可的译文是拼音翻译法"qi"。国外对"qi"这一译文的接受过程可以见证中医文化在国外传播的成长历程。现在通行的做法是对于方剂、中药及针灸腧穴的名称现在大多采用音译。拼音翻译法既能方便双向的信息交流，又能较为准确地传达原意，让目的语读者全面地了解和学习中医药学，做到原汁原味的文化传真。

(四)回译性原则

回译性原则指的是在中医名词术语的英译过程中，译文的形式最好能与中文相似或者保持一致，这样才能方便实现交流过程中的信息双向传递。有一些译者认为回译性原则倡导的字对字的直译并不能准确传达原语的内涵。中医名词术语的翻译应该以目的语读者的理解为最终目标。也有译者认为在中医名词术语的英译过程中，应该以原语为出发点，字对字的直译方法可以更形象地反映中医名词术语中所包含的意义，如"心火上炎"的译文为"flaring up of heart fire"，其中心火的译文"heart fire"就具有明显的回译性，以字对字直译的方式直接保留了原文中极具中医特色的"火"的概念。虽然"fire"并不能准确地传达"火"的意义，但是却保留了"心火"中"火"的文化形象。随着中医文化的对外传播，此类极具回译性的译文必将成为最有中医特色，最能实现文化传真的译文。

(五)规定性原则

对于某些中医名词术语的英译文，由于其原语意义和内涵的独特性，需要加以限定，这就是规定性原则。如"三焦"这个概念就是中医理论所独有的，具有多种含义。作为六腑之一，它是分布于胸腹腔的一个大腑；在辨证学中，为温病学辨证纲领；在推拿学中，为推拿穴位名称。关于三焦的译文常见的有"three burners""three heaters""three warmers"[7]。WHO 西太区在《传统医学名词术语国际标准》中将三焦译为"triple energizer"。"energizer"的意思是给予能量或活力或精神的东西，将"三焦"翻译为"三个能给予能量或活力或精神的东西"肯定不合适。但是如果采用拼音法直接将"三焦"译为"san jiao"，又会让西方读者不知所云。西方人一般把气理解为"energy"。三焦具有主持诸气的功能，所以将三焦译为"triple energizer"比起其他译文要确切得多。为了更准确地传达原语的内涵，并保证原语与目的语转化中的文化传真，倒是可以把"triple energizer"作为三焦的译法，同时按照规定性原则，限定"triple energizer"只能表达中医中三焦的概念。这样既可以传达原语所表达的意义，又没有失去原语所包含的文化信息。

三、结论

中医属于中国,属于中国人民,这毋庸置疑。但是随着中医的国际影响日益扩大,对中医归属权的争夺也在激烈地进行着。在对中医名词术语的英译中,做到文化传真,自然就保留了中医文化中特有的中国文化色彩。关于中医名词术语的理想译文应是原语与目的语之间的确切的自然对应——译文简洁,既保留了原语中独具民族特色的文化意义,又可顺利回译,而且不会产生任何歧义。但由于中英文化的异域性和多样化及中医文化的独特性,要为每一个中医名词术语都找到一个完美的英译文,十分困难。这就需要专业译者在翻译中医名词术语过程中既要做到忠实地传达其中蕴含的中国文化元素,又要切实把握好中医名词术语英译过程中文化传真的度。

参考文献

[1]李伟彬.从中英文化差异看中医英译的基本原则——兼评李照国、朱忠宝《中医英语翻译技巧训练》[J].上海科技翻译,2004(4):57-59.

[2]赵丽梅,杨雪松.中医术语里的模糊现象与翻译策略[J].中华中医药学刊,2011(4):892-893.

[3]李照国.论中医名词术语英译国际标准化的概念、原则与方法[J].中国翻译,2008(4):63-70.

[4]欧阳勤,陈成东.跨文化交际与中医翻译[J].福建中医学院学报,2001,11(3):64,封底页.

[5]王秉钦.文化翻译学[M].天津:南开大学出版社,1995:3-10.

[6]王永洲.中医与中国传统文化的共同复兴[J].环球中医药,2012,5(1):52-54.

[7]吴健,张璋.浅谈中医三焦翻译[J].江西中医学院学报,2009,21(2):10-12.

(本文原刊于《承德医学院学报》2017年第5期)

中医文化书签在高校的创意设计思路和用户体验分析

周钰博　周　波

书签最早萌芽在 2000 多年前的东周至春秋时期,以"牙黎"的形式问世。由于它太微不足道,历史上几乎从未登过大雅之堂,因此流传下来的实物十分罕见,文字记载也非常稀少,书签文化一度成为边缘文化[1]。书签最初的功能是方便阅读,发展至今的书签,更是艺术品和创意产品。新颖而富有内涵的书签更能为读者增添乐趣、丰富知识、激励斗志,其中潜藏的人文精神蕴含了本民族文化的传承基因[2,3]。笔者在一次班集体的义卖中发现以中医文化为主题的书签广受学生和社会人士欢迎,尤其留学生更是十分喜爱,由此体会到中医药文化的发展迎来了春天,特色书签的开发对于中医药文化传播具有促进意义,兹结合集体制作与调研实践探讨中医药书签文化的价值。

一、书签的文化背景

书签源于春秋战国时期[2]。古时用象牙制成书签以示尊贵,故称牙签。如陈寅恪为王国维撰写的挽联其下联曰:"五千卷牙签新手触,待检玄文奇字,谬承遗命倍伤神。"[4]洗净双手后才开卷读书,形象表达了逝者对于书籍和学问的酷爱。书签材质有贵贱之别,普通人更注重其功能。有学者曾引据王应麟《玉海》卷二七引晏殊《表》云:"缥帙松签,尽黄香之未见。"(王应麟《玉海》卷二七,江苏古籍出版社·上海书店 1987 年版,第 535 页),提示北宋卷轴写本的书签可能用松木削成。松木本身能防蠹鱼虫蛀,且不容易朽坏,的确可作为削制书签的原材料[4]。除去文房四宝,书签可谓学者读书治学的日常伴侣,如朱熹云:"老翁无物与孙儿,楼上牙签满架垂"。(《寄题浏阳李氏遗经阁》)

作者简介:周钰博,天津中医药大学,本科生。

周波,天津中医药大学中医学院,副教授。

二、书签融入中医主题文化的价值

（一）彰显传统文化，树立良好形象

随着各高校办学逐步开放，高等学府与社会各界的联系也愈加紧密。校际交流、课余活动日益频繁，带有中医文化特色的书签彰显了浓厚的传统文化底蕴，作为纪念品在对外交流中馈赠，有助于提升学校整体形象。笔者与同学们在义卖活动中，通过新媒体宣传，如QQ空间、朋友圈等，传播范围不仅得到校内老师同学的关注，还有其他学校的老师同学，乃至国外友人给予资助，社会各行各业的人士纷纷发来善款订购我们亲手制作的书签。小小书签成为联结爱心的代言人。

（二）培养能力情感，实现育人目标

随着社会发展节奏加快，人们越来越倾向于碎片化的学习内容，例如微课。书签小巧而精致，在当下作为一种独特的文化载体，有其特殊的优势。书签对于学习者，是一次学习知识、体验文化的机会，而对于制作者，则是一个运用知识再创造的过程。义卖期间，我们正在学习《中医各家学说》医经学派部分。全班同学在掌握《黄帝内经》中研究及总结诸家贡献的基础上，每人都挑选出许多内容长短适宜的原文，用作书签内容。有美术特长的同学负责设计背景，有篆刻爱好的同学设计印章，有手工经验的同学裁制书签。同学们亲密配合、高效协作，在短短两天之内，制作出数套精美书签。这几百枚书签是同学们靠知识帮助困难同学、服务大众的印证，通力合作完成了"知识、能力、情感"三维教学目标，每个人都从中实现了个性化发展和社会化完善。

（三）普及中医知识，传承服务社会

义卖现场有不少人不明白书签中摘取的原文的意思，都得到了同学们耐心解答，向现场人群普及了中医知识。我们为关注者介绍书签中的经穴诗，讲出诗中的故事和意境的同时说明穴位的名称、位置、作用，用通俗的语言向不了解中医知识的人表达清楚。这并不是一件容易的事，与考试答题完全不同，是一次将所学知识和技能运用于实践、回馈于社会的好机会。作为中医传承班的一员，为了让更多人了解到中医知识、感受到中医文化的魅力，通过义卖的形式，肩负起传承中医、服务社会的使命与责任。

(四)体现校园文化,助力高校建设

中医文化书签可以突显中医药院校各自的文化特色和内涵,在校园文化建设方面用途广泛。书签可以随录取通知书送达即将入学的学子手中,使其提前感受中医文化气息。书签还可在校内图书馆发放,为师生提供便利,同时还传递了中医知识,让中医文化真正做到耳濡目染。书签作为纪念品送给即将毕业或已毕业的学子,传达母校对学子的关怀,是莘莘学子与学校的情感纽带,有助于培养学生知校、爱校和荣校的情怀。学生毕业多年之后,若能看到母校当年的中医文化书签,怀念之情更会油然而生。

书签与中医主题文化碰撞出的星星之火,必会兴起燎原之势。如今中医文化更加贴近人们的日常生活,上海市"海派中医驶向未来"的文化主题地铁专列已经开始运行。人们出行时就能在地铁上看到中医的文化,回家翻阅书籍使用书签时也可以看到中医的文化。我们相信,只要有中医人在,就会有中医文化春天不断的"杏林春暖,橘井泉香"。

三、中医文化书签的研发与设计

(一)总体研发和设计思路

首先,开展全面细致的调研工作并进行分析讨论,包括书签材质、款式、价格等方面的对比和研究;其次,根据讨论结果,结合中医文化进行设计构思,充分考虑文化素材选择、书签的材料、图案的创新性提炼、与素材的吻合度等;最后,结合各种因素,选择最优性价比,确定最终方向。

(二)具体中医文化素材选择

1.《黄帝内经》原文。例如《素问·四气调神大论》讲四季养生。四季分别配以四季背景图。

2.十二经穴即景诗。十二经分别根据诗中意境加以配图,例如手太阴肺经书签配以渔翁背景图,内容如下:

渔翁——咏手太阴肺经五穴

少商湖海一渔翁,鱼际太渊任转篷。

漫道经渠不可测,还教尺泽起蛟龙。

3. 中药。选四君子汤主药人参、茯苓、白术、甘草，分别配以中药插图。

除此之外，还能拓展诸多内容，比如《方剂歌诀》《腧穴歌》《汤头歌》《濒湖脉学》等，做成书签，便于记忆。还可以将教材《中医各家学说》中的名言系列分类整理，制作成书签，换一种方式学习提高，具有一定的教育意义。

（三）中医文化书签的创新设计

书签应充分考虑实用性、美观性、创新性和收藏性，以系列设计的形式进行开发。设计贵在创新，在中医文化书签的设计过程中，可以借鉴前人经验，争取有所改进。例如西南林业大学的设计经验[5]，在外观形态上，突破传统的长方形，可结合正方形、圆形、心形、不规则形等形态，也可将二维平面造型和三维立体造型相结合，实现款式的多样性选择。在材料的选择上，可开发使用金属、木材、塑料，克服传统纸质书签存在的不易保存等缺陷。在图案的表现上，将前期分析整理出的代表性特色元素进行抽象及创造性地提炼，并结合不同材质的多种加工工艺，如金属的镂空、珐琅、烤漆工艺，将中医元素完美融入书签中。在功能的考虑上，挖掘书签在书页中的多种使用形式，如书签可夹于所读书页中，同时也可指示具体的阅读位置，另外，还可当作直尺使用。在包装设计上，除了表现中医文化内涵的同时，还应充分考虑每款书签的造型，使两者达到统一，杜绝过度的装饰，以简约、时尚的包装理念为主。在实物制作中，讲究材料美和工艺美，提高书签的质量和品质，使其具备一定的馈赠、收藏价值。

四、用户体验初步分析

我们根据义卖现场和新媒体的记录，认真搜集问题和建议，并进行分析整理。举例如下：

1. "这是什么字啊，看不出来。"用户希望字体兼顾美观和可辨识度。有些原文今后可以加一些释义。

2. "是你们自己写的嘛？"用户希望得到原创作品。今后可以开发原创字体或者原创内容，加强其独特性。

3. "书签做得有点薄。"用户希望得到高质量产品。产品需要不断更新换代，义卖第二天尝试了卡纸，成本增加，定价也相应升高。

4. "一套多少钱啊？"用户希望成套购买。今后开发应考虑系列设计。

同样一个书签，有的人关注内容，有的人关注材质，所以今后可以面向不同需求制作不同定位的书签。

五、小结

中医文化书签集实用性、创意性、收藏性、教育性于一身,是中医的特色名片。书签的设计,一方面切实服务于高校学子,增强学生对中医的热爱,做到耳濡目染;另一方面,有助于促进中医文化的建设和传播,彰显中医文化特色。在未来社会中书签与书籍的相互依靠,更加有助于促进彼此进一步的发展。在未来的发展中,只要在把握住文化的脉络,不断发掘延伸文创产品价值,传统书签依然可以在网络时代发光发热[6]。

参考文献

[1]温晓婷,杨帆.边缘文化的生命力和当代价值——以书签为例[J].大众文艺,2017(18):
   120 – 121.

[2]明兰.书签设计艺术的历史与发展研究[J].包装世界,2013(5):14 – 16.

[3]刘海明."阳光书签"帮学生找回自信[J].教学与管理,2009(23):17.

[4]李成晴.书签钩沉[N].文汇报,2017 – 07 – 17(W04).

[5]朱炫霖,徐俊华,向鹏,等.高校文化书签设计研究——以西南林业大学为例[J].大众文艺,
   2017(9):70.

[6]包书燕.简论书签的社会功能与文化价值[D].秦皇岛:燕山大学,2012.

附　录

天津市加快推进中医药健康服务发展实施方案
（2016—2020 年）

为贯彻落实《国务院办公厅关于印发中医药健康服务发展规划（2015—2020年）的通知》（国办发〔2015〕32 号），加快推进中医药健康服务发展，结合我市实际，特制定本实施方案。

一、总体目标

到 2020 年，基本建立我市中医药健康服务体系，中医药健康服务加快发展，成为我市健康服务业的重要力量和推动我市经济社会转型发展的重要力量。

（一）中医药健康服务提供能力大幅提升

基本建立以公立中医医疗机构为主导、非公立中医医疗机构和社会资本举办的规范的中医养生保健机构共同发展、基层中医药服务能力突出的中医医疗和预防保健服务体系。中医药健康服务人员素质明显提高，中医药健康服务领域不断拓展，基本适应我市及部分周边省市中医药健康服务需求。

（二）中医药健康服务技术手段不断创新

以中医药学为主体，充分借鉴现代医学及其他学科技术，创新中医药健康服务模式，丰富和发展中医药健康服务内容和方法。

（三）中医药健康服务产品种类日益丰富

中药保健茶饮、养生药膳等中医药健康服务相关产品研发、制造与流通规模不断壮大。中药材种植业绿色发展和相关制造产业转型升级明显加快，形成一批具有国际竞争力的中医药企业和产品。

（四）中医药健康服务发展环境明显改善

中医药健康服务政策基本健全，行业规范与标准体系不断完善，政府监管和行业自律更加有效，形成全社会积极支持中医药健康服务发展的良好氛围。

二、重点任务

(一)大力发展中医医疗服务

1.健全中医医疗服务体系。加强中医专科专病防治体系建设。完善以天津中医药大学第一附属医院为龙头,以天津市中医药研究院附属医院、天津中医药大学第二附属医院、天津市南开医院为区域中心,以区县中医医院、综合医院中医科为骨干,以社区卫生服务中心和乡镇卫生院的"国医堂"、社区卫生服务站和村卫生室以及中医诊所、中医门诊部、中医坐堂医诊所为网底的中医医疗服务体系。优化诊疗环境,提高服务质量,开展科学研究,发挥技术辐射作用。

2.加强基层中医药工作。加强基层中医药服务能力建设。强化基层"国医堂"建设,规范中医诊疗设备配备。加强基层医疗卫生机构非中医类医生、乡村医生中医药适宜技术培训。针对部分基层常见病种,推广实施中药验方,规范中药饮片的使用和管理。到2020年,基层医疗机构全部能够提供中医药服务,力争全市社区卫生服务中心和乡镇卫生院至少能够提供10项、社区卫生服务站和村卫生室至少能够提供4项中医药适宜技术,筑牢中医药服务网底。

3.加快中医药科技进步。加强中医基础理论研究,指导中医学术发展,推进中医药现代传承及传统典籍深度挖掘,优化中医药预防保健(治未病)技术、产品及服务,提升学术水平和防病治病能力。

4.鼓励社会力量提供中医医疗服务。通过加强重点专科建设和人才培养、规范和推进中医师多点执业等措施,支持社会资本举办中医医院、疗养院和中医诊所。鼓励有资质的中医专业技术人员特别是名老中医开办中医诊所,允许药品经营企业举办中医坐堂医诊所。鼓励社会资本举办传统中医诊所。加强非营利性民营中医医院建设。鼓励社会资本举办肛肠、骨伤、妇科、儿科等非营利性中医医院,发展中医特色突出的康复医院、老年病医院、护理院、临终关怀医院等医疗机构。

(二)加快发展中医养生保健服务

1.推进中医预防保健服务体系建设,充分发挥中医药治未病优势,加强治未病服务能力建设,在全部二级以上中医医疗机构及有条件的综合医院、妇幼保健院设立治未病中心,开展中医健康体检,对常见病、多发病高危人群和体质偏颇人群等开展中医健康管理全程服务,提供针灸、推拿、膏方、拔罐、穴位敷贴、药浴等个性化健康干预服务。

2. 支持社会力量举办规范的中医养生保健机构。培育一批技术成熟、信誉良好的知名中医养生保健服务集团或连锁机构,鼓励中医医疗机构发挥自身技术、人才等资源优势,为中医养生保健机构规范发展提供支持。

3. 规范中医养生保健服务。加强中医养生保健服务规范建设。加强中医养生保健机构、人员、技术、服务、产品等规范管理,试点建立卫生计生、市场监管等多部门协同监管,行业组织自律维权的综合监管体系,提升服务质量和水平。发挥我市中医治未病质量控制中心管理及技术指导作用,规范服务范围、服务项目及技术要求,形成一系列治未病管理及技术标准。推进各类机构根据规范和标准提供服务,形成针对不同健康状态人群的中医健康干预方案或指南(服务包)。建立中医健康状态评估方法,丰富中医健康体检服务。推广太极拳、健身气功、导引等中医传统运动,开展药膳食疗。运用云计算、移动互联网、物联网等信息技术开发智能化中医健康服务产品。为居民提供融中医健康监测、咨询评估、养生调理、跟踪管理于一体,高水平、个性化、便捷化的中医养生保健服务。

4. 开展中医特色健康管理。将中医药优势与健康管理结合,以慢性病管理为重点,以治未病理念为核心,探索融健康文化、健康管理、健康保险为一体的中医健康保障模式。加强中医养生保健宣传引导,积极利用新媒体传播中医药养生保健知识,引导人民群众更全面地认识健康,自觉培养健康生活习惯和精神追求。指导健康体检机构规范开展中医特色健康管理业务。鼓励保险公司开发中医药养生保健、治未病保险以及各类医疗保险、疾病保险、护理保险和失能收入损失保险等商业健康保险产品。

(三)支持发展中医特色康复服务

1. 健全中医特色康复服务体系。根据区域卫生规划和康复资源配置需求,鼓励设立中医特色康复医院和疗养院,加强中医医院康复科建设。鼓励社会资本举办中医特色康复服务机构。

2. 提升中医特色康复服务能力。指导我市各级各类医疗机构开展中医特色康复医疗、训练指导、知识普及和康复护理、辅具服务。加强中医药在疾病康复各阶段的特色技术和方法应用研究,完善中医康复服务规范。加强中医护理工作,在康复护理中推广中医药适宜技术和中医护理方案,拓展中医康复服务手段。加强中医特色康复医院和中医医院康复科服务能力建设。推动建立区县中医医院与社区康复机构双向转诊机制,在社区康复机构推广适宜中医康复技术,支持区县中医医院指导社区卫生服务中心、乡镇卫生院、残疾人康复中心、工伤康复中心、民政康复机构、特殊教育学校等机构开展具有中医特色的社区康复服务。推广中医特色康复技术,深化中医康复内涵。

(四)积极发展中医药健康养老服务

1. 加强中医药特色养老机构建设。鼓励新建以中医药健康养老为主的护理院、疗养院。支持有条件的养老机构设置以老年病、慢性病防治为主的中医诊室,开展融合中医特色健康管理的老年人养生保健、医疗、康复、护理服务,树立以中医药健康养老为主的典型。

2. 开展中医药与养老服务结合试点,探索具有中医特色的"医养结合"服务模式。延伸提供社区和居家中医药健康养老服务;创新老年人中医特色健康管理,研究开发多元化、多层次的中医药健康管理服务包,发展养老服务新业态;培育中医药健康养老型人才,依托院校、中医医疗预防保健机构建立中医药健康养老服务实训基地,加强老年家政护理人员中医药相关技能培训。建立健全医疗机构与养老机构的业务协作机制,鼓励开通养老机构与医疗机构的预约就诊绿色通道,协同做好老年人慢性病管理和康复护理。支持有条件的医疗机构设置养老床位。二级以上中医医院开设老年病科,增加老年病床数量,开展老年病、慢性病防治和康复护理,为老年人就医提供优先优惠服务。有条件的中医医院开展社区和居家中医药健康养老服务,为老年人建立健康档案,建立医疗契约服务关系,开展上门诊视、健康查体、保健咨询等服务。

(五)培育发展中医药文化和健康旅游产业

1. 发展中医药文化产业。发掘和整合我市中医药文化资源,以中医药文化宣传教育基地、中医药类非物质文化遗产(以下简称非遗)保护示范基地和工业旅游示范基地为依托,进一步发挥传承中医药文化的示范带动作用。

鼓励创作和推广科学准确、通俗易懂、贴近生活的中医药文化科普创意产品和文化精品,并纳入群众文化艺术创作和舞台艺术表演以及出版计划。推进传统中医药专题展示馆建设。指导我市中医药历史文化底蕴丰厚的区县、医疗机构、企事业单位等建设中医药专题展示馆,有计划地完整、全面展示中医药文化传承、核心技艺,妥善保存和科学展陈中医药文物、实物、工具、文献等。同时鼓励社会资本投资参与中医药非遗生产性保护设施建设。发展数字出版、移动多媒体、动漫等新兴文化业态,培育知名品牌和企业,逐步形成中医药文化产业链。继续支持符合条件的中医药类非遗项目列入国家级、市级非遗代表性项目名录,支持符合标准的中医药类非遗传承人列入国家级、市级非遗代表性传承人。开展传统中医药类非遗普查。全面了解和掌握我市传统中医药类非遗资源的种类、数量、分布状况、生存环境、保护现状及存在问题,并将普查数据资源纳入我市非遗数据库和文化信息资源共享工程数据库以及数字非遗微信平台,促进中医药文化的大众传播。

依据国家中医药管理局、国家卫生计生委《关于发布〈中国公民中医养生保健素养〉的公告》(国中医药办发〔2014〕15 号)开展健康教育。将中医药知识纳入基础教育,采取多种形式向学生传授中医药养生保健知识。借助海外中国文化中心、中医孔子学院等平台,推动中医药文化国际传播。

建设中医药文化大众传播工程。通过中医药科普宣传周、主题文化节、知识技能竞赛、中医药文化科普巡讲等多种形式,提高公众中医养生保健素养。建设中医药文化科普队伍,深入研究、挖掘、创作中医药文化艺术作品,开展中医药类非遗传承与传播。

2. 发展中医药健康旅游。发挥天士力、中新药业、达仁堂京万红药业、同仁堂等工业旅游示范点的带动作用,开发中医药特色旅游路线。打造西青区峰山药王庙中医药文化创意产业园,以中医理疗、中医药文化、休闲旅游为主题,建设中医药产业园、健康产业园和中草药种植园等养生体验和观赏基地,逐步推进中医药特色旅游商品的开发,打造中医药健康旅游品牌。

(六)积极促进中医药健康服务相关支撑产业发展

1. 优化中药产业布局,促进产业集聚,提升创新能力和水平。加强中医药健康产品开发。加强中医诊疗设备、中医健身产品、中药、保健食品研发,重点研发中医健康辨识、干预设备。以高新技术企业为依托,建设中医药健康服务产品研发创新平台,促进产品的研发及成果转化。

2. 鼓励中医医疗、科研机构和医疗器械生产企业开发研制便于操作使用、适于家庭或个人的健康检测、监测产品以及自我保健、功能康复等器械产品。加强中药资源动态监测信息化建设,提供中药资源和中药材市场动态监测信息。

3. 大力发展第三方服务。培育和发展第三方质量和安全检验、检测、认证、评估等服务,建立和完善中医药检验检测体系。积极为符合要求的第三方中医药检验检测机构做好计量认证服务。

(七)大力推进中医药服务贸易

充分利用我市有利条件,以国际市场需求为导向,以健全中医药产业体系为保障,以建立、完善中医药服务促进体系为支撑,坚持政府引导与市场调节相结合,建设符合中医药特点的国际营销体系,积极、稳妥、有序地发展中医药服务贸易,不断提高天津中医药服务的国际影响力。推行中医药服务贸易先行先试。扶持我市天士力制药集团股份有限公司和天津中医药大学两家中医药服务贸易骨干企业(机构)和重点项目,发挥引领辐射作用。完成天津中医药大学新校区一期工程、二期工程和产学研基地工程的建设,天津中医药大学实现整体搬迁。发展中医药医疗保健、教育培训、科技研发等服务贸易,开发国际市场。用 5 至 8 年时间,基本建立起以国际市场需求为导向的中医药服务贸易促进体系和国际营销体系,推进中医药服务体系国际化,培育一批中医药服务贸易骨干企业,建设一批中医药服务贸易示范机构,不断提高我市中医药服务出口的规模、质量和层次。

全面推进多层次的中医药国际教育合作,吸引更多海外留学生来华接受学历教育、非学历教育、短期培训和临床实习。

三、保障措施

(一)加强组织实施

建立部门协调协作机制,市卫生计生委牵头,会同市发展改革、财政、民政、人力社保、商务、文化广播影视、旅游、科技、教育、市场监管、农业、金融、国税、国土房管等部门及时研究解决本方案实施中的重要问题,细化政策措施,扎实推动本方案落实。

(二)发挥行业组织作用

市级有关部门要支持建立中医药健康服务行业组织,通过行政授权、购买服务等方式,将适宜行业组织行使的职责委托或转移给行业组织,强化服务监管。

(三)完善标准和监管

在国家中医药管理局统一领导下,积极参与中医药健康服务相关标准制定,同时筛选我市优势服务项目制定地区标准。推进中医药健康服务规范和标准制修订工作。对暂不能实行标准化的领域,制定并落实服务承诺、公约、规范。建立中医药健康服务标准公告制度,加强监测信息定期报告、评价和发布。建立健全中医药健康服务监管机制,推行属地化管理,建立不良执业记录制度,将中医药健康服务机构及其从业人员诚信经营和执业情况纳入统一信用信息平台,引导行业自律。引入认证制度,通过发展规范化、专业化的第三方认证,依托中医药机构,加强中医药健康服务标准应用推广,为政府监管提供技术保障和支撑。发挥中医药学术组织、行业协会等社会组织的作用,采取多种形式开展面向专业技术人员的中医药标准应用推广培训,推动中医药标准的有效实施。加强中医药服务贸易统计体系建设。制订符合中医药特点的统计方式和统计体系,完善统计信息报送和发布机制。

(四)加快人才培养

支持高校和中等职业学校开设健康管理等中医药健康服务相关专业,鼓励社会资本举办职业院校和职业培训机构,促进校企合作办学,着力培养中医临床和中医养生保健等中医药紧缺技术技能人才。加快培养具有中医药知识和技能的健康服务从业人员,探索培养中医药健康旅游、中医药科普宣传、中医药服务贸易等复合型人才,促进发展中医药健康服务与落实就业创业相关扶持政策紧密衔接。

开展中医药优势特色教育培训。依托现有中医药教育资源,加强中医药健康服务教育培训,培养一批中医药健康服务相关领域领军(后备)人才、骨干人才和师资。按照教育部、国家中医药管理局关于卓越医生(中医)教育培养计划改革试点要求,积极开展天津中医药大学中医拔尖创新人才培养模式改革(9年制)、中医拔尖创新人才培养模式改革("5+3"一体化)、五年制本科人才培养模式改革等3个试点项目。

改革中医药健康服务技能人员职业技能鉴定方式,加强中医药职业技能培训鉴定体系建设。依据国家职业分类和职业标准,加快培养中医药行业技能人才,加强中医药健康服务技能人才职业技能鉴定,推动行业协会、学会有序承接中医药健康服务水平评价类职业资格评价具体工作,建立和完善适应中医药健康服务发展的职业技能鉴定体系。推进职业教育学历文凭和职业资格"双证书"制度,根据国家规定条件,推动职业院校和行业企业申请设立职业技能鉴定所。

(五)营造良好氛围

加强舆论引导,营造全社会尊重和保护中医药传统知识、重视和促进健康的社会风气。加大对中药产品质量和医疗服务广告的监管力度,依法加强对中药产品经营、使用单位和各类广告活动主体的监督管理,依法严厉打击非法行医和虚假宣传中药、保健食品、医疗机构等违法违规行为。坚持专项整治与日常监管有机结合,高度重视日常监管发现的问题、日常监测情况和群众举报,每年适时开展重点领域广告专项整治行动,加大对经营使用假劣中药饮片、虚假违法广告的惩治力度和曝光力度。发挥整治虚假违法广告联席会议制度作用,建立各部门齐抓共管、综合治理的长效监管机制,加强信息沟通和工作衔接,注重广告监测结果的运用。加强联合检查、联合公告、联合告诫、联合查处、联合督查等工作,维护良好的中医药市场环境。

(六)加大宣传力度

支持广播、电视、报刊、网络等媒体开办专门的节目栏目和版面,开展中医药文化宣传和知识普及。组织举办或推荐参加具有品牌影响力的非遗展会,为传统中医药类非遗传播、交流、展示搭建平台。创造有利条件,鼓励我市优秀的中医药类非遗项目、传承人开展对外交流与合作。对参加展会的传统中医药类非遗项目给予适当经费补贴或者减免场租费。支持和帮助传统中医药类非遗文化资源、品牌和价值的宣传推广。开展中医药养生保健知识宣传,应当聘请中医药专业人员,遵守国家有关规定,坚持科学精神,任何组织、个人不得对中医药作虚假、夸大宣传,不得以中医药名义谋取不正当利益。

(2016 年 2 月 5 日津政办发(2016)17 号公布并施行)

天津市促进中医药传承创新发展的实施方案

（2020—2022 年）

为深入贯彻落实习近平总书记关于中医药工作的重要论述和全国中医药大会精神，推动中医药在传承创新中实现高质量发展，切实保障人民群众生命安全和身体健康，根据《中共中央、国务院关于促进中医药传承创新发展的意见》精神，结合我市实际，制定本实施方案。

一、健全中医药服务体系

1.加强中医药服务机构建设。健全以天津中医药大学第一附属医院为医学中心，天津市中医药研究院附属医院、天津中医药大学第二附属医院、天津市中西医结合医院为区域医疗中心，区中医医院、综合医院中医科为骨干，社区卫生服务中心和乡镇卫生院国医堂、社区卫生服务站、村卫生室、中医诊所为网底的中医医疗服务体系。推动天津中医药大学第一、第二附属医院完成国家中医药传承创新工程建设，加快天津市中医药研究院二期工程、天津市中西医结合医院提升改造工程建设。规范中医医院科室设置，健全评价和绩效考核制度，强化以中医药服务为主的办院模式和服务功能，建立健全体现中医药特点的现代医院管理制度，在医院章程中明确坚持发挥中医药特色优势的办院方针。研究制定促进社会力量参与中医医疗卫生服务的举措，大力发展中医诊所、门诊部和特色专科医院，鼓励连锁经营。规范社会非医疗性中医养生保健机构经营范围，市场监管部门使用"中医养生保健服务（非医疗）"规范表述为企业办理登记。到 2022 年，天津中医药大学第三附属医院纳入医疗卫生发展规划，规划建成河北区、西青区区属中医医院，实现区级公立中医医院（含中西医结合医院）全覆盖；全市二级以上综合医院、专科医院、妇幼保健机构原则上全部设置中医临床科室，中医药服务可及性不断提高。和平区、河西区、河东区中医医院达到二级甲等水平，基本实现区级公立中医医院全部达到二级医疗机构标准。

2.筑牢基层中医药服务阵地。加强基层医疗卫生机构中医科和中药房建设，合理配备中医药人员和中医诊疗设备。鼓励退休中医医师到基层开展执业活动。健全全科医生和乡村医生中医药知识与技能培训机制，建立培训师资库和培训教程体系。服务基层的中医类别执业医师,经中医全科专业住院医师规范化培训合格后可加注全科执业范围。支持中医医院牵头组建医联体,鼓励在医联体内推广中医专科专病诊疗方案,允许医疗机构在医联体内按规定调剂使用配制的中药制剂。到 2022 年,100% 的社区卫生服务站和村卫生室能够提供中医药服务,中医诊疗常见病、多发病服务能力进一步提升,按照中医药技术操作规范提供中医药适宜技术 6 类以上。

3. 以信息化支撑中医药服务体系建设。建立以中医电子病历、电子处方为重点的基础数据库。加强中医药数据管理,实现中医药数据向全市信息资源统一共享交换平台归集,促进中医药数据共享。鼓励中医医疗机构发展互联网 + 中医药服务,依托中医医疗机构发展互联网中医医院,通过移动终端提供预约诊疗、候诊提醒、诊疗报告查询、药品配送、个人健康信息查询等便捷服务。发展中医远程医疗,落实远程医疗服务工作规范,推动二级以上中医医院完善远程会诊工作条件,提升远程会诊服务能力。

二、发挥中医药在维护和促进人民健康中的独特作用

4. 彰显中医药在疾病治疗中的优势。加强中医儿科、皮科、妇科、针灸、推拿,以及心脑血管病、脾胃病、肾病、肿瘤、周围血管病等中医优势专科建设,做优做强专科专病。到 2022 年,推广不少于 10 个中医专科诊疗方案,中医优势病种诊疗服务水平进一步提高。加快天津市中医药循证中心建设,建立中医药循证体系数据库,开展心血管病、脑病等重点病种循证研究,辐射带动全市医疗机构中医药循证能力提升。探索开展优势病种中西医会诊制度试点。发挥中医药在新冠肺炎、流感等新发突发传染病防治和公共卫生事件应急处置中的作用。

5. 强化中医药在疾病预防中的作用。优化中医治未病服务供给,实现二级以上中医医院治未病科室全覆盖,拓展治未病服务至其他科室。在家庭医生签约服务中增加"治未病服务包"。推广 5 个以上中医治未病干预方案。在中医全科专业住院医师规范化培训以及全科医生和乡村医生知识与技能培训中增加治未病服务内容。丰富健康教育服务项目中的中医药健康文化内容,大力普及中医养生保健知识和太极拳、八段锦等传统保健方法,推广体现中医治未病理念的健康工作和生活方式。到 2022 年,80% 的家庭医生团队能够提供中医治未病服务。

6. 提升中医药特色康复能力。实施中医药康复服务能力提升工程,建立中医药康复服务质量控制体系。鼓励三级中医医院建设中医康复中心,牵头组建中医

康复医联体,在二级中医医院设置康复科。支持天津中医药大学建设康复学院,培养中医康复医师和技术人才。加强基层医疗卫生机构中医康复服务供给,依托中医药适宜技术推广基地,推广5种中医康复适宜技术和中医康复诊疗方案。到2022年,50%以上基层医疗卫生机构能够提供中医康复服务。

三、大力推动中药质量提升和产业高质量发展

7. 促进中药产业创新发展。挖掘经典名方,发挥达仁堂、乐仁堂等老字号作用,研究开发复方、有效部位及有效成分中药新药,推动实现产业化。发挥中药大品种优势,运用新技术、新工艺改进已上市中药品种,实现中药产品剂型多样化,打造一批在全国具有影响力的中药品牌。积极扶持优质饮片发展,重点推进中药材保障基地、中药饮片初加工基地和中药产品自动化生产基地建设。创新中药配方颗粒管理方式,完善临床使用备案制度,全面提升中药配方颗粒生产技术、质量标准。

8. 改革完善中药注册管理。完善医疗机构中药制剂备案管理相关规定,做好对医疗机构政策解读和工作指导,细化备案范围和备案资料要求,缩短备案时限。加强对传统工艺中药制剂备案品种的事中事后监管,对不符合要求的,及时取消备案;违反法律法规的,依法依规严肃查处。

9. 加强中药质量安全监管。完善中药饮片炮制规范,提高中药饮片、中成药质量。加强药品不良反应监测工作的监督检查,督促药品上市许可持有人落实不良反应监测主体责任,主动开展中药上市后不良反应监测,收集、跟踪分析疑似中药不良反应信息,及时采取风险控制措施。加大对中药注射剂不良反应的监测力度和对中药饮片、中成药的监管力度,严厉打击中药饮片药材掺杂使假、染色增重、霉烂变质和中成药非法添加化学品等行为。坚持问题导向,继续开展药品补充检验方法研究,将监督检查和抽检紧密结合,健全执法联动机制,加强部门沟通,及时发现、严厉打击制售假劣药品违法行为。探索建立中药饮片、中成药生产流通使用全过程信息化监管系统,全面提升中药监管信息化水平。

四、加强中医药人才队伍建设

10. 改革人才培养模式。改革中医药院校教育,突出中医思维培养,提高中医类专业经典课程比重,开展中医药经典能力等级考试,建立早跟师、早临床学习制度。推动市部局共建天津中医药大学,加强“双一流”中医药大学建设。将中医课

程列入临床医学类专业必修课,提高临床类别医师中医药知识和技能水平。举办天津市西医学习中医高级培训班,培养中西医结合骨干人才。临床类别医师通过考核后可以提供中医服务,参加中西医结合职称评聘。中西医结合专业人员可以按规定参加临床类别全科医生规范化培训。

11. 优化人才成长途径。开展不同层次的中医药人才培养项目,组织开展高层次中医药学者专项选拔培养计划,为培养后备中医药领域院士提供全面支持。开展中医院士工作室、国医大师传承工作室、名中医传承工作室、中医学术流派传承工作室等高层次人才培养基地建设;开展中医药特色技术传承人才等骨干人才培养项目;大力培养中药材种植、中药炮制、中医药健康服务等技术技能人才。支持天津中医药大学与其他高等院校联合培养高层次复合型中医药人才。加大中医药人才培养支持力度,推荐"海河医学学者""津门医学英才""青年医学新锐"等人选时,专门设置中医药人才名额,合理提高中医药人才推荐比例。建立市、区、院三级高年资中医医师带徒制度,与职称评审、评优评先等挂钩,鼓励我市名中医、高级职称中医医师在基层带徒。修订我市传统医学和确有专长人员医师资格考核办法。

12. 健全人才评价激励机制。落实允许医疗卫生机构突破现行事业单位工资调控水平、允许医疗服务收入扣除成本并按规定提取各项基金后主要用于人员奖励的要求,完善公立中医医疗机构薪酬制度,调动中医药工作人员积极性。支持中医医疗机构设立科研专职岗位,加大对科研工作的绩效激励力度。改革完善中医药职称评聘制度,本科及以上学历毕业,经中医全科专业住院医师规范化培训合格并到基层医疗卫生机构工作的,可直接参加中级职称考试,考试通过可直接聘任中级职称;长期服务基层的中医类别全科医师申报高级职称,可按照我市基层卫生专业评审相关规定予以倾斜。完善我市中医药人才表彰奖励制度,按照有关规定开展中医药人才表彰奖励工作。各种表彰奖励评选向基层一线倾斜。到2022年,培养100名高层次中医药人才,我市名中医人数增加10%至15%。

五、促进中医药传承与开放创新发展

13. 挖掘和传承中医药宝库中的精华精髓。加快推进活态传承,加强名老中医学术经验、老药工传统技艺传承,实现数字化、影像化记录。做好民间中医药验方、秘方和传统技术方法收集整理登记保护工作,建立保护评价长效机制。深入挖掘中医药文化内涵,建立科普宣传长效机制,加大中医药文化宣传教育基地宣传和开放力度。建设天津市中医药博物馆、天津市中药植物园、天津中医药大学科普基地和一批中医药文化主题展馆和公园。持续开展中医药健康文化惠民月等活动,通过新闻宣传、科普讲座、健康讲堂等多种方式开辟中医药文化科普宣传专栏,打造中医药文化科普传播品牌。优化中医药文化进校园、进社区、进家庭传播模式。到2022年,实现中医药文化和健康知识宣传覆盖全市中小学校和大部分社区。

14.加快推进中医药科研和创新。系统布局市级中医药科技创新基地,推动国家中医针灸临床医学研究中心和市部共建组分中药国家重点实验室建设,积极争取中国中医科学院分院落户我市。在我市科技计划项目中设立中医药研究方向,开展防治重大、难治、罕见疾病和新发突发传染病等临床研究,加快中药新药创制研究,研发一批先进的中医器械和中药制药设备。在我市自然科学基金项目中设立一定比例中医药项目,鼓励中医药基础研究和自由探索。健全赋予中医药科研机构和人员更大自主权的管理制度,建立知识产权和科技成果转化权益保障机制。建立科技主管部门、中医药主管部门定期会商工作机制。

15.推动中医药开放发展。推动天津中医药大学、天津天士力医疗健康投资有限公司中医药服务出口基地建设,逐步开放中医药产品海外注册公共服务平台,建立长期运行保障机制。探索中医药"走出去"与"鲁班工坊"建设相结合,推动海外中医药诊所和中医药中心建设,鼓励留学生来津接受中医药学历教育。探索在津台投资合作洽谈会设置中医药产品展区,鼓励我市中医药企业扩大在台湾地区的产品宣传和销售。

六、改革完善中医药管理体制机制

16.完善中医药价格和医保政策。合理确定新增收费项目及价格,改善中医医疗服务价格结构,在动态调整时重点考虑针灸、推拿、正骨等中医医疗服务价格。规范诊疗行为,加强合理用药管理,保障中医医院住院患者中药饮片使用。将基层慢性病中医药防治纳入门诊特殊病报销范围,适当提高中医药服务报销比例。分批遴选中医优势明显、治疗路径清晰、费用明确的病种实施按病种付费,合理确定付费标准。将符合条件的医疗机构配制的中药制剂纳入医保支付范围。

17.完善投入保障机制。建立持续稳定的中医药发展多元投入机制,在卫生健康事业投入经费中统筹安排中医药事业发展经费并加大支持力度。各区要将中医药事业发展经费纳入本级财政预算,加大对中医药事业发展和区级公立中医医院建设投入力度,改善中医医院办院条件。鼓励设立政府引导、社会资本参与、市场化运作的中医药发展基金。

18. 健全中医药管理体制。完善天津市中医药工作联席会议制度,定期研究重大事项,统筹做好我市中医药事业发展规划、标准制定、质量管理等工作。坚持中西医并重,药品监督管理、医疗保障等相关部门制定实施中医药相关政策措施要充分听取并吸纳中医药主管部门意见。建立健全中医药管理体系,成立天津市中医药发展研究中心,各区要明确承担中医药管理职能的机构,合理配备人员力量。

19. 完善中医药服务监督机制。健全中医药监督队伍,市、区两级医药卫生监督部门要明确承担中医药监督职能的机构,开展中医药监督人员培训,加强对医疗机构中医药服务监督力度。建立健全对非医疗性中医养生保健服务机构联合执法监督工作机制,建立机构自治、行业自律、行政监管、社会监督相结合的综合监管体系。严格医疗养生类节目备案管理,广播、电视、报刊、互联网等媒体开展中医药知识宣传,应当聘请中医药专业技术人员。

20. 加强组织实施。各区党委和政府要结合实际细化具体措施,明确时间表和路线图,抓好贯彻落实。将本方案实施情况纳入党委和政府绩效考核,鼓励各区各部门各单位在服务模式、产业发展、质量监管等方面先行先试并及时上报实施中的经验、成绩、困难和问题。主流媒体要加大中医药文化宣传力度,加强和规范中医药防病治病知识传播普及,营造珍视、热爱、发展中医药的社会氛围。

中共天津市委办公厅

2020 年 6 月 1 日印发

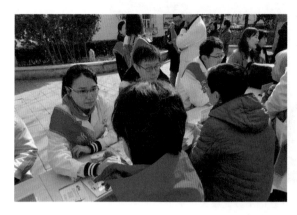

2019 年 11 月,天津市和平区中医医院为新河里社区志愿者义诊。

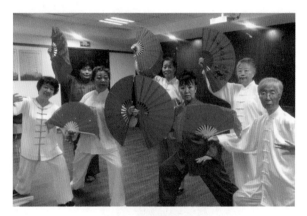

天津市河西区中医传统运动推广活动进社区——越秀太极扇。

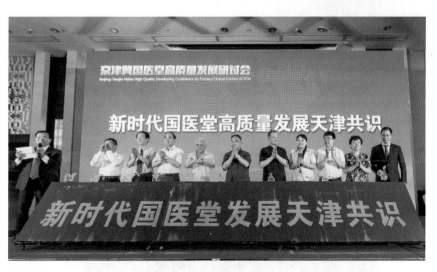

2019 年 6 月,天津市南开区以"一流国医堂,健康京津冀"为主题举办京津冀国医堂高质量发展研讨会。

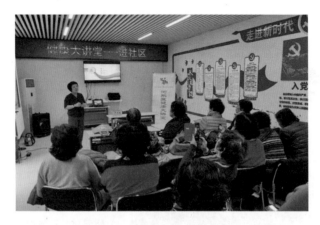

2019 年 2 月，天津市河东区举办健康大讲堂进社区活动。

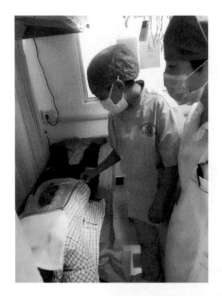

2019 年 10 月，天津市红桥区中医医院向对口支援单位甘肃省碌曲县藏医院前来考察学习的同行讲授中医督灸技术。

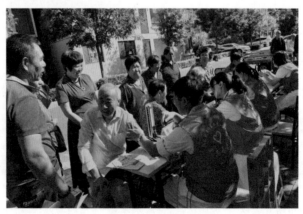

2019 年 9 月，天津市西青区张家窝医院国医堂在张家窝锦盛里社区开展义诊。

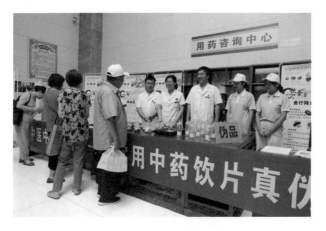

天津市北辰区举办"中医中药天津行"——常用中药饮片真伪辨别活动。

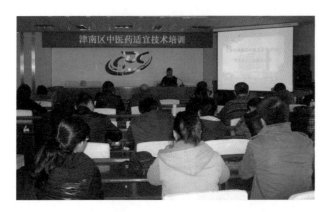

2019年,天津市津南区开展中医适宜技术培训。

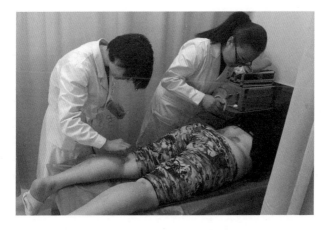

天津市东丽区持续在社区卫生服务中心推进国医堂建设工作。

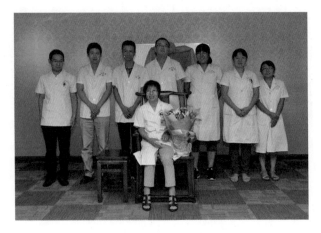

2017 年 8 月,天津市宁河区全国基层名老中医李桂凤传承工作室举办拜师仪式。

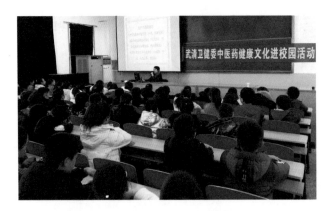

天津市武清区卫健委组织中医专家团队进校园。

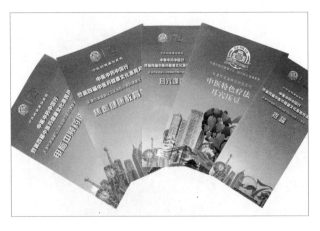

天津市滨海新区中医医院中医药健康文化月宣传材料。

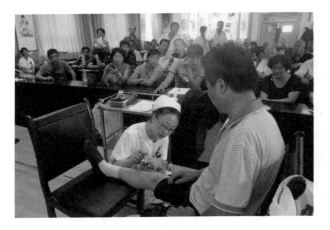

天津市宝坻区开展中医百姓大讲堂活动。

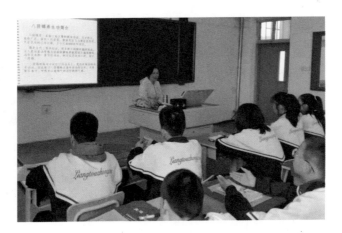

2019年,天津市静海区开展中医药健康知识进校园、进企业活动。

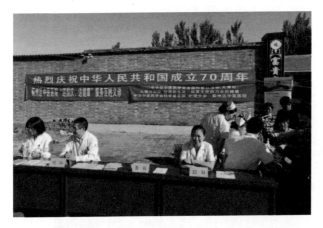

天津市蓟州区中医医院部分科室到蓟州区侯家营镇南齐庄村义诊。

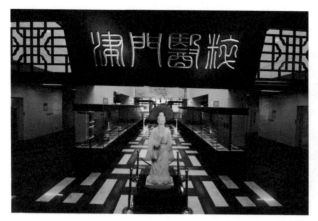

2012年，天津市中医药研究院"津门医粹"博物馆被国家中医药管理局确定成为全国首批中医药文化宣传教育基地。

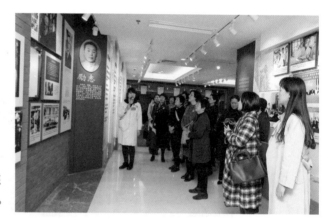

天津市南开医院（天津市中西医结合医院）吴咸中院士事迹展馆。

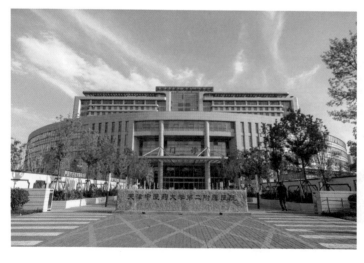

天津中医药大学第二附属医院门诊大楼。

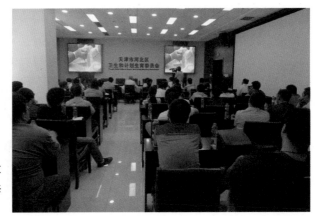

天津市河北区举办第四届"中医文化惠民月"活动——《中华人民共和国中医药法》解读。

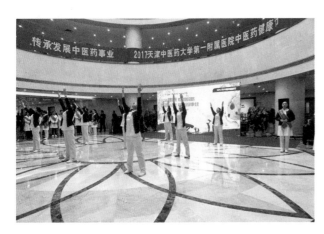

2017年，天津中医药大学第一附属医院中医药健康节。

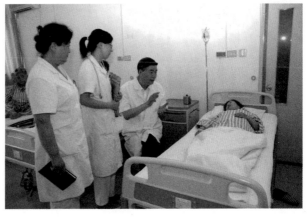

全国模范退役军人、天津最美退役军人、天津北辰北门医院院长王维栋（右2）坚持定期查房，帮助患者解除病痛。

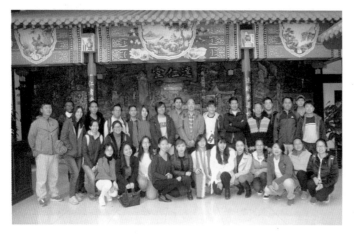

天津中医药大学国际教育学院带领各国留学生参观天津达仁堂药业，感受传统医药魅力。

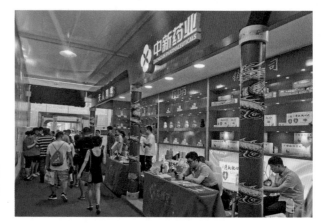

天津中新药业集团股份有限公司每年都组团参加各类商品交易会，宣传中医药文化。

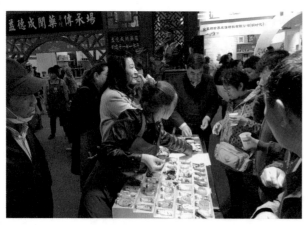

2018年，国家级非物质文化遗产益德成鼻烟参加展示活动。